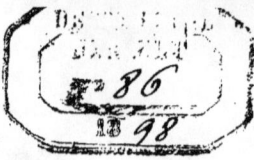

UNIVERSITÉ

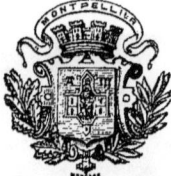

DE MONTPELLIER

Dʳ P. GUIBAL

ÉTUDE CLINIQUE

DES

SYMPTOMES BULBAIRES

DU

TABÈS

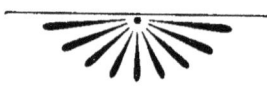

MONTPELLIER

IMPRIMERIE DE LA MANUFACTURE DE LA CHARITÉ

—

1898

ÉTUDE CLINIQUE

DES

SYMPTOMES BULBAIRES

DU

TABÈS

PAR

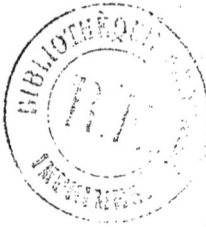

PIERRE GUIBAL

Docteur en Médecine

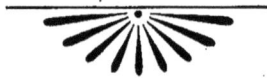

MONTPELLIER

IMPRIMERIE DE LA MANUFACTURE DE LA CHARITÉ

—

1898

A LA MÉMOIRE DE MA MÈRE

Témoignage de piété filiale.

A MON PÈRE

A MA TANTE

A MA SOEUR, A MON BEAU-FRÈRE Me QUEYRAS

A MA FIANÇÉE, A SA FAMILLE

A LA MÉMOIRE DE MA TANTE V. GUIBAL

A MON ONCLE E. GUIBAL

A MES PARENTS, A MES AMIS

P. GUIBAL.

A MON PRÉSIDENT DE THÈSE

M. LE PROFESSEUR GRASSET

CHEVALIER DE LA LÉGION D'HONNEUR

A M. LE PROFESSEUR CARRIEU

OFFICIER D'ACADÉMIE

A M. LE PROFESSEUR GRYNFELTT

A M. LE PROFESSEUR-AGRÉGÉ RAUZIER

A M. LE PROFESSEUR-AGRÉGÉ BROUSSE

A TOUS MES MAITRES

Autant à ceux qui ont dirigé mes premières études
qu'aux maîtres de cette Faculté.

P. GUIBAL.

AVANT-PROPOS

Au moment de terminer nos études médicales, nous avons le devoir de témoigner notre reconnaissance à ceux qui nous ont appris leur art, à ceux qui nous ont fait du bien.

Nous remerçions M. le Professeur Grasset de nous avoir fait l'honneur de présider à la soutenance de notre thèse. Les connaissances que nous avons acquises dans son service ne nous ont pas été d'un mince secours pour la rédaction de ce travail.

Nous nous souvenons que nous avons commencé nos études cliniques avec M. le Professeur Carrieu. C'est lui qui a développé notre goût pour la clinique médicale ; nous l'en remerçions.

M. le Professeur Grynfeltt a droit à toute notre reconnaissance ; nous nous faisons un devoir de la lui exprimer ici publiquement.

M. le Professeur-agrégé Rauzier a été pour nous un maître et un ami ; nous le remercions de l'intérêt qu'il nous a toujours porté. C'est à lui que nous devons l'idée première de ce travail ; c'est lui qui nous en a indiqué les grandes lignes. Nous qui avons suivi depuis longtemps ses cliniques, nous nous croyons bien placé pour dire combien son enseignement est goûté des élèves auxquels il distribue, sans compter, sa science et son dévouement.

Nous remerçions aussi tous les Maîtres de cette Faculté, et en particulier M. le Professeur Forgue et M. le Professeur-agrégé Brousse pour la sympathie qu'ils nous ont toujours témoignée.

———————

INTRODUCTION

Beaucoup d'auteurs se sont occupés des phénomènes bulbaires du tabès; mais tandis que les uns étudiaient tel symptôme, les autres en étudiaient tel autre ; on eût dit qu'aucun n'avait entrevu la possibilité de grouper en un même syndrôme clinique les troubles d'origine bulbaire qui se montrent dans le cours de l'ataxie locomotrice. C'est cette étude d'ensemble que nous avons entreprise sur les conseils de M. le Professeur-agrégé Rauzier et que ses indications nous ont permis de mener à bonne fin.

Certes nous sommes loin de vouloir former un syndrôme bulbaire du tabès, de vouloir décrire une forme bulbaire de l'ataxie se distinguant de la forme céphalique et de la forme médullaire. Une distinction si tranchée n'existe pas dans la pratique, et notre étude ne serait plus une étude cliniqne si nous l'entendions ainsi. Les symptômes bulbaires dans l'ataxie apparaissent à côté des symptômes médullaires, coexistent avec les symptômes céphaliques. Cependant nous avons voulu en faire une étude d'ensemble ; les grouper ou plutôt les étudier comme ils se groupent eux-mêmes ; montrer à quelle époque du tabès ils font leur apparition, soit dans le décours de la maladie, soit au début ; et comment, alliés à d'autres symptômes médullaires ou même apparaissant seuls sous une certaine forme ; ils peuvent servir dès la période pré-ataxique non pas à faire toujours un diagnostic ferme de tabès, mais tout au moins à faire soupçonner l'ataxie.

Voici comment nous avons divisé cette étude. Après un rapide historique de la question, nous abordons l'étude clinique de chaque symptôme bulbaire du tabès en particulier, avec sa date d'apparition dans le tableau de la maladie, sa marche, sa pathogénie, son pronostic et son traitement. Çà et là nous citerons les observations sur lesquelles nous nous sommes basés pour l'étude clinique du symptôme, et on nous pardonnera de les citer nombreuses ; mais nous avons cru que la première qualité d'une étude clinique était de s'appuyer sur ce que l'on voit au lit du malade, sur l'observation du plus grand nombre de cas possible.

On trouvera dans le cours de ce travail, à l'article « crises et paralysies laryngées », une très intéressante observation que nous avons relevée dans le service de M. le Professeur Grasset, à l'hôpital suburbain.

Ce cas est à rapprocher des autres cas, peu nombreux, dans la science, de paralysie laryngée double.

En terminant, nous prions nos maîtres de vouloir bien tenir compte du peu de temps que nous avons eu pour rédiger un travail qui aurait demandé de longues études ; nous regrettons de n'avoir pas pu lui donner tout le développement qu'il méritait.

ÉTUDE CLINIQUE

DES

SYMPTOMES BULBAIRES

DU TABÈS

CHAPITRE Ier

Historique et Généralités

Jusqu'en 1872-75 beaucoup de symptômes tabétiques regardés comme des anomalies de la maladie avaient été à peine signalés. Tels sont, par exemple, les troubles céphaliques autres que ceux qui se rapportent à l'appareil de la vision. Ces symptômes cadrant mal avec les théories alors régnantes sur la pathogénie du tabès, il était naturel d'en tenir peu de compte. M. le Professeur Pierret (1) ouvre la question dans sa thèse inaugurale : « Essai sur les symptômes céphaliques du tabès ».

Plus tard, le Dr Isaza (2) écrit sur le même sujet. Depuis cette époque la question n'est plus traitée en général, on a étudié

(1) Thèse de Paris, 1876,
(2) Thèse de Paris, 1878.

tel et tel symptôme séparément. Tandis que Hayem (1), Pierret (2), Demange (3), Pel (4), Schnell (5), Ballet (6), Arnaud (7), Kock et Marie (8), Wickham (9), Kalischer (10), du Castel (11), Letulle (12) et Toussaint (13), étudient les symptômes dépendant de la lésion du trijumeau ; Marie et Walton (14), Collet (15), et Chataignier (16) s'occupent des troubles auditifs ; Hanot et Joffroy (17), Klippel (18) et Germaix décrivent les troubles olfactifs et gustatifs. Schnell (19), Grabower (20), Schlesinger (21), Gerhardt (22), Lépine (23) et Pel (24) étudient les crises laryngées ; Cache (25), Schnell (26), Demange, Huchard

(1) Hayem, Soc. de Biol. 1876.

(2) Pierret, loc. cit.

(3) Demange, Rev. de Méd., 1862.

(4) Pel, Klin-Woschensh, 1887.

(5) Schnell, Ass. franç. p. avanc. des Sc., 1891.

(6) Ballet, Arch. de Neurol., 1884.

(7) Arnaud, Thèse de Paris, 1885.

(8) Koch et Marie, Rev. de Méd., 1888.

(9) Wickham, An. de Derm. et de Syph., 1894.

(10) Kalischer, Deutsche Med. Wochensch., 1895.

(11) Du Castel, Soc. de Derm. et Syph., 1895.

(12) Letulle, Rev. Neurol., 1894.

(13) Toussaint, Rev. de Clin. et Thérap., 1894.

(14) Marie et Walton, Rev. de Méd., 1883.

(15) Collet, Lyon, 1894.

(16) Chataignier, Th. Paris, 1888.

(17) Hanot-Joffroy, Congrès d'Alger, 1881.

(18) Klippel, Arch. de Neurol, 1897.

(19) Schnell, loc. cit.

(20) Grabower, Rev. Neurol., 1896.

(21) Schlesinger, Sem. méd., 1894.

(22) Gerhardt, Rev. Neurol., 1896.

(23) Lépine, Rev. de Méd., 1894.

(24) Pel, Rev. Neurol., 1896.

(25) Cache, Thèse de Paris, 1897.

(26) Demange, Rev. de Méd., 1882.

et Bovet (1), Ostankoff (2), Fournier (3) les crises gastriques ; Charcot (4), Déjerine (5), Bouchard (6), Pel (7),
s'occupent des paralysies oculaires. D'autres, et parmi ceux-là
nous citerons MM. Charcot et Ballet (8), Raymond et
Artaud (9), Artaud (10), Kock et Marie (11), Mauriac (12),
Vidal (13) s'occupent de l'hémiatrophie de la langue que
M. Grasset (14) a été des premiers à signaler. D'autres s'occupent enfin des associations du tabès avec certaines maladies ou
pour mieux dire de l'apparition de ces maladies dans le cours
du tabès : Joffroy (15) et Achard, Ballet (16), Barrié et
Joffroy (17), Lemoine (18) étudient les rapports du goître
exophtalmique avec l'ataxie ; Féré (19), Smith (20), Oppenheim (21), Paul Blocq (22), Edwards (23), ceux du tabès
avec le diabète.

---

(1) Huchard et Bovet, Sem. méd., 1896.

(2) Ostankoff, Gazette des hôpitaux, 1896.

(3) Fournier, Gazette des hôpitaux, 1894.

(4) Charcot, Prog. méd., 1893.

(5) Déjérine, Compte-rendu de la Soc. Biol., 1896.

(6) Bouchard, J. des Sc. méd., Lille, 1897.

(7) Pel, Sem. méd., 1898.

(8) Charcot et Ballet, Arch. de Neurol., 1884.

(9) Raymond et Artaud, Arch. de Physiol., 1884.

(10) Artaud, Th. de Paris, 1884-5.

(11) Koch et Marie, Rev. de Méd., 1888.

(12) Mauriac, Congr. de Derm. et Syph., 1890.

(13) Vidal, Soc. de Biol., 1875.

(14) Grasset-Rauzier, Trait. des mal. nerv., 1896.

(15) Joffroy et Achard, Arch. de Méd. exp., 1893.

(16) Ballet, Soc. méd. des hôp., 1889.

(17) Barrié et Joffroy, Soc. méd. hôp., 1888.

(18) Lemoine, Gaz. méd. 1889.

(19) Ferré, Arch. de Neurol., 1884.

(20) Smith, British med. Journ. 1863.

(21) Openheim, Soc. méd., Berlin.

(22) Paul Blocq, Rev. Neurol., 1894.

(23) Edwards, Rev. de Méd.

Nous n'aurons garde d'oublier non plus la leçon du regretté professeur Charcot (1) sur le syndrôme « paralysie glosso-labio-laryngée » dans le tabès, de laquelle nous rapprocherons l'observation de Lépine.

Nous avons parcouru tous ces auteurs et leur avons emprunté de nombreuses observations, nous avons regretté de n'avoir pu lire tout ce qui a paru sur la question, mais cela nous a été matériellement impossible,

_____

(1) Charcot, Progr. méd., 1893.

CHAPITRE II

Symptômes trifaciaux

Les symptômes dépendant d'une lésion du trijumeau, que l'on peut observer au cours du tabès sont nombreux. Ce sont, d'abord dans l'ordre sensitif : des douleurs imitant les douleurs fulgurantes des membres et s'étendant à toute ou partie de la face : des hyperthésies, des anesthésies ; une sensation bizarre sur laquelle nous reviendrons et que Charcot a décrite sous le nom de « masque tabétique » ; des douleurs dans l'orbite, des crises ophtalmiques, etc.

Dans l'ordre moteur on constate des phénomènes paralytiques ; la paralysie ou l'incoordination des muscles innervés par la branche motrice du trijumeau ; la paralysie du voile du palais.

Dans l'ordre trophique des ulcérations de la langue, des joues ; des perforations de la voûte palatine, la chute des dents, la nécrose du maxillaire. On peut aussi rapporter aux lésions du trijumeau certains troubles du goût et de l'odorat causés par des troubles trophiques de la pituitaire et de la muqueuse buccale à la nutrition desquelles préside la ve paire.

Voyons maintenant comment ces troubles se présentent en clinique.

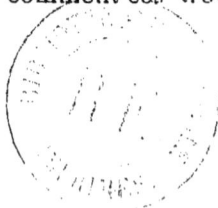

OBSERVATION I

(Résumée)
(de Pierret dans le service de Vulpian 27 juillet 1872)

Début en janvier 1870 ; l'œil droit s'affaiblit.

En 1872, la face commence à grimacer, en même temps que la branche interne du nerf palpébral devenait extrêmement douloureuse.

Bientôt névralgie frontale très douloureuse et très rebelle, qui parût s'accompagner d'un certain degré de paralysie des muscles sourci-liers.

A la même époque bourdonnements et sifflements souvent très péni-bles dans l'oreille gauche.

Au moment où le malade est observé on remarque : atrophie de la papille ; spasmes laryngiens, douleur sus-orbitaire des deux côtés, mâchonnement presque continuel. Le patient est obligé d'avaler petit à petit et en s'étudiant, sans quoi il avale de travers.

Parole un peu embarrassée ; mouvements incoordonnés de la langue et de la face.

En juin 1872, on note la paralysie de tous les muscles moteurs de l'œil. Mâchonnement continuel. Les muscles des lèvres sont sensi-blement paralysés et laissent écouler la salive par les commissures : « sialorrhée ».

Quand le malade veut manger, il déclare que ses mâchoires sont fai-bles et maladroites ; que dans l'acte de la mastication ses dents ne se rencontrent pas et qu'il a de la peine à saisir entre elles un objet placé dans la bouche. Grimaces, hésitations de la langue.

Douleurs au-dessus de la racine du nez : la peau de la face à cet endroit est le siège d'hypéresthésie.

Sifflements et bourdonnements d'oreille.

OBSERVATION II

(Résumée. — Dr Demange)

M. X..., est atteint d'un tabès ayant débuté il y a 18 ans. A la face la sensibilité tactile et douloureuse est perdue des deux côtés ; anes-thésie et analgésie de la peau des deux joues, du front, du nez ; elle est

seulement diminuée au menton. Anesthésie et analgésie des conjonc-
tives, de la muqueuse nasale, de la muqueuse linguale, du voile du
palais et de presque toute la muqueuse buccale. Sensibilité gustative
très émoussée.

Les dents du maxillaire inférieur sont à peu près intactes ; quelques-
unes sont cariées. Toutes celles du maxillaire supérieur sont tombées ;
il ne reste point de racines ; les alvéoles sont refermées par les gencives. Le malade nous apprend que la chute des dents du maxillaire
supérieur est arrivée il y a quatre ans ; toutes sont tombées en l'espace
de 2 mois, les unes après les autres ; elles sont devenues vacillantes.
puis sont tombées sans douleurs.

Le malade a ressenti des douleurs dans la figure, mais jamais aux
dents ni aux gencives.

Au mois de mai 1879 surviennent des crises gastriques extrèmement
pénibles ; douleur très violente au creux épigastrique. Le malade vomit
presque tout ce qu'il prend. Les douleurs se calment par le régime
lacté et la morphine.

Peu de temps après surviennent des accès de toux sèche coquelu-
choïde ; la quinte se termine par une longue inspiration sifflante. Cela
persiste quinze jours puis disparaît de même que les crises gastriques.

Le malade meurt en septembre 1880 dans le marasme.

Autopsie. — Sur les organes frais les cordons postérieurs de la
moëlle sont sclérosés sur toute leur étendue. Au bulbe la sclérose se
prolonge dans toute l'étendue du plancher du IVme ventricule. On peut
constater ainsi que la plupart des noyaux d'origine des nerfs bulbaires
sont plongés au milieu d'une gangue sclèreuse, dont les limites à la
profondeur sont assez diffuses. Le noyau sensitif des nerfs mixtes
(glosso-pharyngien, pneumogastrique et spinal), le noyau des corps
restifornes , la tête de la corne postérieure (substance gélatineuse de
Rolando), la racine ascendante du trijumeau, la substance grise du
plancher du IVme ventricule. les corps restiformes sont atteints d'une
sclérose des plus évidentes.

Sur des coupes des nerfs trijumeaux, immédiatement à la sortie de la
protubérance ; on reconnaît qu'un nombre considérable de faisceaux
nerveux sont sclérosés ; la myéline a disparu et les cylindre-axes sont
étouffés dans une gangue conjonctive qui se colore fortement par le
carmin. D'autres faisceaux nerveux sont restés sains. Il y a donc une
névrite sclérouse manifeste des trijumeaux coïncidant avec l'atrophie
des noyaux d'origine

OBSERVATION III

(Résumée. — Dr Pierret)

M. Eugène A..., a eu un chancre il y a 16 ans. Consulte Charcot en 1873. Le tabes a débuté il y a 2 ans.

Dès le début ce furent des douleurs fulgurantes dans toute la face, le front, les lèvres, le rectum, le cou ; puis une paralysie du releveur de la paupière supérieure. Un peu plus tard arriva tout le cortège symptomatique de l'ataxie. Il y a un an apparut une insensibilité à peu près complète de la muqueuse linguale et buccale. Le malade dit n'avoir plus de palais, les condiments ne produisent aucune sensation et le tabac peu d'impression. D'un autre côte la langue est devenue paresseuse et maladroite ; quand les aliments sont restés entre les joues et les gencives, la langue ne peut aller les chercher, bien qu'elle ait conservé la sensation du simple contact. Il n'a jamais existé de troubles de la déglutition. Jamais de douleurs fulgurantes dans la langue, mais seulement des soubresauts. En revanche douleurs fulgurantes très nettes dans les dents des deux côtés. Mastication très difficile. Embarras des muscles phonateurs assez manifeste quand le malade veut siffler. D'un autre côté, de temps à autre, la langue s'embarrasse, essaie successivement plusieurs mouvements incoordonnés et ne se remet à articuler qu'après un effort énergique.

Un peu de surdité du côté gauche ; quelques bourdonnements d'oreille.

Sensibilité : anesthésie et analgésie très prononcée sur la face, à droite et à gauche ; lèvres, langue, oreilles. En même temps hyperesthésie telle que le malade ne se rase pas volontiers. Urine quelquefois la nuit malgré lui. La sensibilité des fosses nasales est aussi altérée et de plus le malade prétend qu'il sent toujours une mauvaise odeur.

OBSERVATION IV

(Résumée)
(De Pierret dans le service du professeur Charcot, 21 septembre 1874)

Mme R... R..., entre dans le service en novembre 1868. Elle présente des douleurs fulgurantes accompagnées des crises gastriques. Ces douleurs siègent dans les jambes. les bras. le cou. la tête et surtout dans l'œil droit.

En 1874, la malade marche difficilement et jette les pieds à droite et à gauche ; les membres inférieurs sont amaigris. assez souvent ils sont agités de trémulation spontanée. La notion de position est perdue.

Pas de mouvements réflexes en chatouillant la plante du pied.

Sensibilité presque abolie à gauche, affaiblie à droite.

La même chose aux membres supérieurs.

A la face anesthésie des joues, surtout à gauche. de la joue et sur la langue ; le goût est aboli de ce côté ; la luette est déviée à droite et la titillation du pharynx ne produit pas d'efforts de vomissements.

Violents maux de tête. Contraction des deux pupilles.

Ouïe normale. Sensation de vertige.

Crises gastriques.

OBSERVATION V

(Résumée. — Schnell)

J... P..., âgé de 40 ans, entre à l'hôpital le 9 janvier 1889. Début en 1870. Présente tous les signes du tabès.

On note en plus : une dilatation inégale des pupilles. mais pas de paralysie de la musculature externe de l'œil. L'audition. le goût, l'odorat n'offrent rien de particulier.

Depuis 1880, le malade se plaint de violentes douleurs dans le côté gauche du visage, intéressant le domaine du trijumeau ; ces douleurs surviennent brusquement sous forme d'accès et offrent absolument le caractère fulgurant comme dans les membres inférieurs.

Le pharynx est insensible aux attouchements. La luette est pendante, avec anesthésie et ne réagit pas aux excitations. Malgré cette altération. la parole et la déglution ne sont pas modifiées. Le malade ne se plaignant pas de troubles pharyngés. c'est le hasard qui a fait découvrir la paralysie de l'azygos. La langue n'est pas atrophiée ; sa mobilité est normale. Fonctions viscérales normales ; pas de sucre ni d'albumine dans les urines.

OBSERVATION VI

(Résumée)

(De Pierret dans le service de Charcot, 21 septembre 1874)

En 1873. Début par maux de tête accompagnés d'hyperesthésie du cuir chevelu et de la peau du front.

Peu après, anesthésie de la face du côté gauche ; légère paralysie des muscles de l'œil, diplopie, vertiges oculaires, épiphora à gauche. Déglutition difficile et douloureuse. Hyperesthésie du voile du palais. Hypersécrétion salivaire. Ptosis à gauche.

En 1874. Signes ordinaires du tabès. A la face les douleurs ont disparu, mais il reste autour de l'œil gauche une plaque d'anesthésie qui occupe la paupière, la conjonctive, la face externe du nez et la partie supérieure de la joue.

Pas de strabisme, atrophie des deux papilles.

Goût conservé ; luette déviée à droite.

Ouïe et odorat normaux.

OBSERVATION VII

(Résumée.— Dr Pel)

Il s'agit d'un homme de 41 ans, ayant eu autrefois une syphilis non traitée. Tous les symptômes classiques du tabès. En outre il était en proie à des accès qui se traduisaient ainsi; le malade commençait brusquement à ressentir des douleurs cuisantes et pongitives très intenses dans les yeux, douleurs presque continues, à peine séparées par des intervalles de courte durée. Puis apparaissait un épiphora abondant avec photophobie, rougeur et tuméfaction de la conjonctive et contraction violente des muscles orbiculaires. Les téguments péri-orbitaires accusaient une hyperesthésie considérable, mais au niveau du trou sus-orbitaire on ne déterminait aucune douleur à la pression. Chaque accès durait de deux à trois heures, après l'attaque le patient se sentait très affaibli. Au bout d'une heure les yeux reprenaient leur aspect normal et on ne constatait qu'un peu d'hyperesthésie cutanée qui persistait encore le lendemain.

OBSERVATION VIII

(Résumée. — Dr Wickham)

M. X..., 53 ans, non syphilitique, atteint de douleurs fulgurantes depuis l'âge de 25 ans ; ataxie accentuée, mictions involontaires, maux perforants plantaires ; pas d'atrophie de la langue.

Depuis 2 ans, chute des dents ; actuellement il n'en reste plus que dix, très usées, à la mâchoire inférieure, autant à droite qu'à gauche. Toutes les dents supérieures sont tombées. Partout où les dents manquent, la muqueuse présente des cicatrices difformes et l'os est irrégulier ; les maxillaires sont fortement déprimés au niveau des alvéoles. Sur la partie droite du maxillaire supérieur, il y a une ulcération étendue depuis la première incisive jusqu'à la quatrième molaire, limitée en dehors par le rebord alvéolaire et ayant une largeur de deux à trois centimètres, à bords assez nets, d'aspect pâle et torpide, à fond grisâtre, sanieux, atone. Anesthésie complète au niveau de l'ulcération, incomplète sur le reste de la voûte palatine ; vers le tiers postérieur de l'ulcération il y a une perforation conduisant dans les fosses nasales.

Ces huit observations suffisent pour montrer combien sont nombreux les troubles qu'occasionne la lésion du Trijumeau.

1° *Sensibilité.* — Les troubles de la sensibilité sont de deux ordres ; ils comprennent les douleurs et les hyperesthésies, et les anesthésies.

Les douleurs peuvent se montrer dans toutes les branches du Trijumeau. Dans l'observation III nous les rencontrons à la face, aux lèvres, au front, aux dents ; on les retrouve aussi dans l'oreille et à la gorge ; mais elles affectionnent particulièrement l'ophtalmique et ses branches. Dans l'observation I nous les trouvons sur le trajet des nerfs palpébral et sus-orbitaire. Elles peuvent s'étendre à tout le visage ou à un seul côté comme dans l'observation V où elles siégeaient à gauche.

Ces douleurs ont une certaine ressemblance avec celles que

les malades ressentent dans les membres. Elles affectent le type fulgurant et le type intermittent. Elles ont la forme de sensation d'engouement, de compression ou de constriction autour de la tête, de sentiment de tension à la nuque, à l'occiput, dans les yeux. Ce sont des névralgies sus-orbitaires, des céphalées intenses et persistantes, des odontalgies sans carie dentaire. Le malade de M. le professeur Grasset se plaint d'un mal de tête violent durant depuis un an déjà. Il accuse des douleurs aux tempes et tout autour de l'œil, surtout à l'arcade sourcilière. Ces douleurs sont vives, fugaces ; s'accompagnent souvent de sensibilité exagérée de la peau ou seulement d'anesthésie douloureuse.

Mais il arrive quelquefois que ces douleurs apparaissent sous forme de crises. Nous aurons à parler, dans ce travail, de certaines crises qui surviennent au cours du tabès : crises gastriques, crises laryngées, etc. Dans le domaine de la Vme paire, ces phénomènes sont beaucoup plus rares, mais n'en existent pas moins. Ils présentent une particularité ; ils sont partiels ; c'est-à-dire qu'au lieu de porter sur toutes les fonctions de l'organe qui en est le siège, ils ne portent que sur une de ces fonctions. Nous citerons comme crises dans le domaine du trijumeau les crises ophtalmiques et les crises nasales. Les premières caractérisées par des douleurs cuisantes et pongitives très intenses dans les yeux, bientôt suivies d'un épiphora abondant ; le malade de Pel en présente un exemple remarquable ; (obs. VII) ; les secondes marquées par des éternuements violents bientôt suivies d'une augmentation de la sécrétion nasale.

L'Hyperesthésie de certaines parties de la face accompagne souvent les douleurs fulgurantes ; elle persiste lorsque celles-ci ont disparu. Chez le malade de l'observation III, l'hyperesthésie est telle qu'il ne peut se raser.

Bien plus fréquentes que les hyperesthésies sont les anes-

thésies. On les rencontre à la peau des joues, des lèvres, des
ailes au nez, aux muqueuses des lèvres, des gencives, aux
dents, au voile du palais. On les rencontre aussi sur les muqueuses oculaire, buccale, nasale ; pour ces deux dernières la
sensibilité générale seule est atteinte, le goût et l'odorat pouvant être conservés.

Nous avons à parler maintenant des cas où sans qu'il y ait
augmentation ou diminution de la sensibilité, celle-ci est simplement pervertie. C'est dans cet ordre de faits qu'il faut ran-
ger le symptôme que Charcot a décrit sous le nom de « masque
tabétique ». Si l'on veut bien se rapporter à l'observation XIX
on en trouvera un exemple. « Il semble au malade, que la peau
du visage est parcheminée, qu'elle se rétracte, qu'elle enserre
les muscles de la face et comprime les chairs ». D'autres ont
la sensation de toile d'araignée, de cheveux sur la figure,
d'autres enfin ressentent des picotements, des fourmillements.

Tels sont les troubles de la sensibilité dans la sphère du
Trijumeau au cours du tabès. Mais à quel moment de la maladie apparaissent-ils? Les douleurs peuvent apparaître dès le
début de la maladie, comme plus tard. Elles ne se montrent
guère dans les périodes ultimes de l'affection, au contraire
elles auraient plutôt de la tendance à s'atténuer, à disparaître
même à ce moment. Les anesthésies au contraire semblent ne
survenir que plus tard et ne faire qu'augmenter avec le mal.

Et maintenant, ces caractères que nous avons donné des
anesthésies et des hypéresthésies dans le cours du tabes, suffi-
sent-ils à les faire distinguer des névralgies banales du Trijumeau? En d'autres termes peut-on dire : ces troubles dans les
Vme paire sont dûs à une cause banale (froid, compression du
nerfs, névrite) ; et ceux là ont une origine tabétique? En un
mot, peut-on diagnostiquer tabes d'après ces symptômes?
Nous croyons que c'est impossible. En effet, qu'il s'agisse de
tabes ou de névralgie banale de Trijumeau, le symptôme est

le même : la douleur, fulgurante dans le tabes ; lancinante, paroxystique dans la névralgie. Le seul moyen de faire le diagnostic est de rechercher si cette douleur s'accompagne d'autres symptômes tabétiques. Eh bien, il en est un qui coexiste presque toujours avec elle, ce sont les douleurs fulgurantes dans les membres. Et celles-ci feront rarement défaut car elles sont très fréquentes dans le tabes et elles apparaissent avant les douleurs de la face. On recherchera aussi les autres signes du tabes : signe d'Argyl-Robertson, de Westphal et de Romberg.

Nous ne nous arrêterons pas sur la question du pronostic des anesthésies et des hyperesthésies de la face au cours du tabes ; elles n'influent en rien sur la marche de la maladie.

Le traitement mériterait de nous retenir un instant, car la douleur que ressentent les malades est quelquefois atroce ; malheureusement nous ne sommes guère armés. Cependant la morphine dans les cas d'hyperesthésie, les courants continus dans les anesthésies auraient donné, dit-on, de bons résultats.

2° *Motilité*. — La branche motrice du nerf Trijumeau, le maxillaire inférieur, innerve les muscles masticateurs et le voile du palais. Les symptômes paralytiques auxquels elle préside sont la difficulté des mouvements de mastication et les troubles de motilité du voile du palais dans les actes de la phonation et de la déglutition.

La paralysie du voile du palais a été peu étudiée jusqu'en 1891. Nous en donnons une observation empruntée à Schnell, dans laquelle on note que la luette est pendante avec anesthésie et ne réagit pas aux attouchement. (Obs. I)

Dans une observation du Dr Plauteau (obs. IX) la moitié gauche du voile du palais est paralysée, la luette est déviée à droite. Dans une autre de MM. Koch et Marie (obs. XXI) on note que le voile du palais ne s'élève pendant la phonation que d'une façon à peine esquissée ; la moitié gauche fait un léger mouvement en arrière que ne fait pas la moitié droite.

Quant aux troubles de la mastication on voit dans une observation de Cuffer (obs. XX) que les mouvements de latéralité de la mâchoire inférieure sont impossibles.

Duchenne avait déjà vu des troubles de la mastication, il avait même vu des troubles s'étendant au voile du palais. Joffroy, en 1880, parle d'un malade qui fut pris subitement de nasonnement et chez qui les boissons revenaient par le nez. « Le bol alimentaire, dit-il, ne traverse le pharynx qu'après un effort répété pour chaque bol ».

La paralysie du voile du palais ne paraît pas être un des phénomènes précoces du tabes ; elle apparaît dans la période d'état. Il est rare que son apparition se décèle par des phénomènes bruyants. Le malade n'accuse généralement pas de troubles ni de la parole ni de la déglutition. C'est donc un symptôme qui demande à être recherché. Deux modalités peuvent se présenter :

a) La luette est pendante, insensible aux excitations, demeurant immobile pendant l'émission des sons ; l'orifice de l'isthme du gosier n'est pas déformé ; paralysie complète des deux muscles azygos.

b) Dans une deuxième modalité la luette est déjetée à droite ou à gauche, indiquant que la paralysie est unilatérale. La courbe formée par le pilier dont s'éloigne la luette est plus large que celle formée par le pilier opposé ; et c'est du côté où elle est la plus large que siège la paralysie.

L'anesthésie pharyngée n'est pas constante.

La paralysie unilatérale des muscles staphylo-palatins cœxiste le plus souvent avec une hémiatrophie de la langue et avec la paralysie de la corde vocale du même côté.

La paralysie du voile du palais, seule ou accompagnée de ces deux symptômes, ne saurait être évidemment considérée comme un signe pathognomonique de l'ataxie ; mais rencontrée dans.une observation de tabes elle indique la participation du bulbe au processus pathologique.

Ces paralysies du voile du palais et des muscles masticateurs ont surtout l'inconvénient de gêner celui qui en est porteur ; elles compromettent l'état général en s'opposant à une alimentation facile et abondante. Il sera bon dans ce cas de nourrir le tabétique à la sonde.

3° *Troubles trophiques*. L'influence trophique du trijumeau peut se manifester, non seulement sur le tégeument ou sur les parties molles de la face, mais les os (maxillaires) et le système dentaire peuvent être intéressés dans le cours du tabès. (Obs. II et VIII). La chute des dents survient chez certains ataxiques sans carie et sans douleurs ; il se produit au niveau du bord alvéolaire une raréfaction osseuse par suite de laquelle la dent devient vacillante et sort en quelque sorte de son alvéole. Chez un malade de Demange, le moindre effort suffisait pour les faire tomber, plusieurs fois elles se sont déchaussées pendant qu'il prenait ses aliments.

Cette chute des dents n'apporte qu'une gêne à la mastication, ce qui est plus grave, ce sont les ulcérations bucco-linguales et palatines. Ces ulcérations, véritable leucoplasie, résistent d'une manière remarquable au traitement et cette résistance est de nature à en faire soupçonner l'origine tabétique. Leur évolution fréquemment symétrique semble relever d'une lésion nerveuse centrale. Faisant partie du complexus nerveux morbide et pouvant appartenir à la période de début, elles apportent au diagnostic du tabes un appoint sérieux en l'absence d'autres manifestations plus typiques.

Quant aux ulcérations palatines c'est un véritable mal perforant buccal. Letulle rapporte un cas dans lequel la moitié de la voûte palatine et du rebord correspondant du maxillaire supérieur s'étaient effondrés et toutes les dents de gauche du

maxillaire supérieur étaient tombées. Ces lésions étaient survenues sans douleurs.

C'est ce qui arrive le plus souvent. Ces troubles, chutes de
dents, ulcérations bucco-linguales, nécrose des maxillaires
(obs. VIII) sont remarquables par leur évolution chronique et
torpide, par leur indolence, leur aspect atone, les connexions
qu'ils affectent entr'eux.

Leur pronostic n'est pas grave en lui-même ; ils gênent
pourtant l'alimentation ; aussi faudra-t-il y remédier par la
prothèse.

Il nous reste à parler d'une question que nous avons déjà
effleurée. Nous savons que le trijumeau est le nerf trophique
de la muqueuse linguale et de la pituitaire. Il faut que ces
muqueuses soient dans un état de nutrition parfaite pour que
le sens du goût et de l'odorat soit conservé en elles. Il est donc
facile de comprendre, que tout trouble apporté à leur nutrition, va gêner considérablement leurs fonctions spéciales. C'est
ce qui arrive quelquefois, et l'on peut dire que les troubles du
goût et de l'odorat sont dans ces cas sous la dépence des
lésions des fibres trophiques du trijumeau.— De même que
les troubles dentaires, auxquels ils s'allient fréquemment ; ces
troubles apparaissent dès le début ou dans le cours de la maladie, rarement dans les périodes ultimes,

Nous avons étudié les symptômes dépendant de la lésion du
trijumeau ; le moment est maintenant venu de rechercher
quelle est cette lésion. Les relations d'autopsies que nous pos-
sédons nous faciliteront cette tâche. (Obs. II, XVI, XXI). Nous
voyons, par ces observations, qu'il faut distinguer ici deux
choses : une névrite scléreuse manifeste qui a envahi le cordon
du nerf et l'a atrophié, réduit de volume ; et une lésion du
noyau bulbaire ; la première de ces lésions étant sous la dépendance de la seconde.

Si on pratique une coupe du tronc du trijumeau à sa sortie

du bulbe, du côté malade ; on constate que ce tronc est moins volumineux que celui du côté sain, et si on en fait l'examen microscopique on voit que dans beaucoup de faisceaux nerveux la myéline a disparu et que les cylindres axes sont étouffés dans une gangue conjonctive ; c'est de la névrite scléreuse.

Si d'autre part on examine le noyau du trijumeau du côté malade, on voit qu'il présente beaucoup moins de cellules nerveuses que son homologue de l'autre côté et les quelques cellules qu'on peut y apercevoir sont remplies de pigments qui masquent souvent un noyau ratatiné, très petit.

Le ganglion de Gasser correspondant est atrophié, comme vidé, réduit à l'état de coque conjonctive aplatie, vitreuse, dans laquelle on ne reconnaît plus l'aspect de la substance nerveuse.

Telles sont les lésions que l'on note dans les autopsies de tabétiques ayant présenté les symptômes que nous venons d'étudier.

CHAPITRE III

Troubles oculaires

Les troubles oculaires sont très fréquents dans le tabès ; ils sont même parfois un des premiers signes qui permettent de faire le diagnostic. Ces troubles sont de plusieurs sortes. Ils peuvent porter sur la musculature interne de l'œil et sur ses différents milieux ; de ceux-là nous n'avons pas à nous occuper. Mais nous devons étudier ceux qui frappent la musculature externe.

Les ophtalmoplégies externes ont été très étudiées ces derniers temps ; nous tenons à mentionner un article de Rouffinet (1), une leçon de Brissaud (2) et les recherches de Déjerine (3) sur l'état des noyaux des nerfs moteurs de l'œil (IIIe et VIe paire) chez les tabétiques.

Brissaud cite dans ses leçons le cas d'une malade qui pré-
» sentait des signes bulbaires très nets de tabes. « Dès le début
» de la maladie elle a perdu ses dents, alors qu'apparaissaient
» les premières douleurs. Plus tard ces douleurs en éclair
» s'installèrent définitivement dans les jambes, en même temps
» qu'elle était atteinte de diplopie. Puis ce fut une sensation
» permanente de fourmillements à la face, avec des exagéra-

(1) Rouffinet (*Gazette d. hop.* 1890).
(2) Brissaud (Leç. sur les mal. nerv., 1895.
(3) Déjerine (Soc. de biol., 1885).

» tions douloureuses sur le trajet du nerf maxillaire inférieur.
» Puis, ses dents tombaient une à une sans carie préalable,
» sans gingivite, sans douleur ; lorsqu'elle les eût perdues
» toutes elle commença à perdre ses cheveux, et alors les dou-
» leurs cessèrent. Mais alors arriva l'incoordination motrice
» dans les muscles des jambes et l'année suivante, en 1891,
» la malade devint sujette à des crises d'étouffement, sortes de
» spasmes laryngés provoqués surtout par les émotions et les
» surprises. La parole devenait embarrassée, la mastication
» pénible. En même temps apparaissaient les signes patho-
» gnomoniques du tabes et pour que rien ne manquât à ce
» tableau de tabes bulbaire : On pouvait constater le strabisme
» interne de l'œil droit. Mais ce n'était pas tout. La muscula-
» ture extérieure des deux yeux était incomplétement paraly-
» sée dans sa totalité. Les paupières étaient encore ouvertes
» et cependant la malade ne pouvait pas faire comme on dit :
» les grands yeux. » La paupière droite en particulier était à
» peu près immobile.

Dufour cite 19 cas de paralysie externe d'origine nucléaire
chez des tabétiques. Ces paralysies peuvent marquer le début
de l'ataxie et se montrer bien avant qu'aucun autre symptôme
de la sclérose des cordons postérieurs ait fait son apparition.

Leur début est alors brusque et subit et elles peuvent disparaître avec la même rapidité : « quelques instants suffisent, dit
le professeur Fournier, pour les voir naître et périr, » Plus
fréquemment, elles s'installent pour plus longtemps, mais en
présentant des différences d'intensité et même des rémissions
complètes. Enfin dans certains cas elles peuvent être continues,
sans répit. Ces paralysies oculaires pré-ataxiques peuvent
aussi ne se manifester que par du strabisme divergent ou con-
vergent, selon la paire affectée, ou bien s'associer à un ptosis
plus ou moins prononcé ; mais jamais et c'est là un des meil-
leurs caractères des paralysies du début du tabes, elles ne

manquent 'd'apparaître ainsi dissociées, parcellaires, suivant l'expression de Fournier, de posséder cet esprit de mobilité, ce défaut de fixation permanente pour les muscles qu'elles atteignent. Elles peuvent de plus récidiver avec une grande facilité, ce qui n'aggrave pas de beaucoup le pronostic de leur gravité relative Il n'est vraiment pas besoin de se mettre en frais de médication pour les combattre, la guérison spontanée étant encore un de leurs attributs. On les distinguera des paralysies par compression en ce que celles-ci ont un début lent, une marche progressive et une fixité tenace.

Bien différentes sont les paralysies de la période confirmée du tabes. D'abord elles n'affectent pas ces formes imparfaites, caractéristiques des précédentes et leur symptomatologie est plus complète, elles sont moins parcellaires. En second lieu, loin de présenter le même début subit et la même mobilité d'évolution, elles s'établissent progressivement et ont une durée beaucoup plus longue lorsqu'elles guérissent, ce qui est l'exception ; car il est de règle qu'une fois installées, elles ne rétrocèdent plus. Enfin toute la musculature externe peut être frappée d'un coup, constituant l'ophtalmoplégie externe.

D'où vient cette différence d'évolution entre les paralysies du début de l'ataxie et celle de la période confirmée ? M. Pierret avait admis que les premières étaient d'ordre purement réflexe et M. Vincent, qu'elles tenaient à des troubles de circulation ayant leur siège dans les muscles eux-mêmes. Des recherches plus précises dues à M. Déjerine montrent que toute l'histoire clinique des premières tient à ce qu'elles sont le résultat de névrites périphériques, caractérisées par ce fait que les nerfs atteints sont le siège d'un processus à la fois destructeur et régénérateur, l'avantage restant, en fin de compte à ce dernier, et c'est ce qui explique leur guérison spontanée.

Quant aux secondes, leur aspect plus sombre dépend de ce que les noyaux d'origine des paires nerveuses qui amènent les muscles paralysés (iiie et vi^e paire) sont atteints profondément et d'une façon irréparable. La lésion du noyau consiste en raréfaction des cellules nerveuses.

CHAPITRE IV

Troubles auditifs, vertige auriculaire

Nous n'avons pas voulu consacrer un chapitre spécial aux lésions du pathétique et du facial.

La paralysie du muscle grand oblique de l'œil est exceptionnelle au cours du tabes. Quand à la paralysie des muscles de la face, on la voit rarement figurer au cours de nos observations. Nous passons immédiatement à l'étude des troubles auditifs, si fréquents dans le tabes.

Les troubles du côté de l'oreille se manifestent par deux ordres de symptômes : les troubles de l'ouïe, les vertiges auriculaires.

Ces symptômes sont étudiés par Duchenne, Charcot, Carré, Reimack, Rosental, Erb, Pierret, Ferré et Delmas ; plus tard par Marie et Walton, Gillé, Collet et Chataignier. Nous rapportons trois observations, l'une du docteur Planchon, l'autre du professeur Pierret, la troisième de MM. Marie et Walton.

OBSERVATION IX
(Résumée)
(Recueillie par le Dr Planteau)

Début de l'affection en 1863. Deux mois après, subitement, face paralysée à gauche, sens de l'ouïe aboli du même côté. En même temps diplopie avec strabisme interne de l'œil gauche, par paralysie du moteur oculaire externe. La pointe de la langue s'est déviée à gauche. Le malade dit qu'il éprouva pendant un certain temps de la gêne pour parler et pour avaler.

On note les symptômes ordinaires du tabès. Le malade reste à l'hôpital pendant 4 mois quand il sort la face n'est plus déviée.

En 1875 on l'examine de nouveau et on trouve :

a). *Face.* — Pas d'anesthésie de la face ni de déviation de la bouche, pourtant certaine difficulté pour siffler. La moitié gauche du voile du palais est paralysée, l'extrémité de la luette est déviée à droite ; la courbe formée par les piliers gauches est plus large que celle formée par les piliers droits.

b). *Langue.* — La moitié gauche est atrophiée, présente des rides, des sillons de la muqueuse dénotant que les muscles sous-jacents ont diminué de volume. Pointe déviée à gauche. Le bord gauche de la langue se relève moins facilement que le droit. Sensibilité tactile et gustative conservées.

c). *Œil gauche.* — Strabisme interne ; certain degré de parésie de la VIme paire. Vision intacte. Nystagmus.

d). *Nerf auditif gauche paralysé.* — Une montre appliquée sur la tête n'est entendue que du côté sain. Avec l'oreille gauche le malade n'entend pas le tic-tac de la montre à distance, il faut qu'on l'applique contre le pavillon.

Nous laissons de côté les autres lésions banales du tabès ; tout en faisant remarquer quelles prédominent à gauche.

OBSERVATION X

(Résumée. — Professeur Pierret)

Le tabès paraît remonter en 1866, et ce n'est qu'en 1876, à une période déjà fort avancée de la maladie, que le malade présenta des bourdonnements d'oreilles qui devinrent bientôt persistants et s'accompagnèrent de diminution dans l'acuité de l'ouïe. Aux bourdonnements succédaient des tintements, des bruits de cloches, des modulations plus ou moins variées simulant une sorte de musique, puis avec les progrès du mal viennent les vertiges pendant lesquels le malade se sent tomber du côté gauche. Ce vertige se montre même quand le malade est dans son lit assis sur son séant, et indépendamment de toute agi-

tation. Il se sent alors invinciblement attiré du côté gauche et tombe-
rait hors de son lit s'il ne se retenait. L'ouïe est très dure à droite, la
montre appliquée sur l'oreille est à peine entendue.

OBSERVATION XI
(Résumée)
(Par MM. Marie et Walton)

Femme B..., 52 ans. Le tabès a débuté il y a 14 ans. Pas de
douleurs dans la face. Dès le début de la maladie a eu des accès de vertige ; il lui est arrivé souvent de tomber ; quand elle était assise il lui
semblait que tout le monde était emporté loin d'elle et qu'elle tombait,
mais sans pouvoir dire de quel côté ; le vertige disparaissait quand elle
se couchait ; pendant les vertiges, elle avait des bourdonnements(mais
pas de sifflements dans les oreilles) qui disparaissaient dans l'inter-
valle des accès ; pas de nausées, ni de vomissements à ce moment.Elle
avait du vertige quelquefois tous les jours ; elle ne peut dire combien
de temps elle a été sujette à ces vertiges, et maintenant elle ne les a
plus ; les bourdonnements ont eux aussi disparu.

Examen des oreilles : les membranes du tympan sont normales ; les
trompes d'Eustaches sont perméables.

La montre est entendue à droite à 39 centimètres ; à gauche à 3 centimètres.

Diapason assez bien entendu des deux côtés. Appliqué sur les dents
il est mieux entendu à gauche qu'à droite.

Ces troubles du côté de l'ouïe sont très fréquents. Collet qui
a examiné cinquante-et-un tabétique au double point de vue
objectif et fonctionnel, les a retrouvés chez quarante-neuf de
ces malades. La perte ou la diminution de l'ouïe est plus fréquente que les vertiges auriculaires. Ces troubles peuvent se
présenter à toutes les époques de la maladie. Dans l'observation X on ne les voit apparaître qu'à une époque très avancée
du tabes, tandis que dans l'observation XI, ils se montrent
dès le début. Chez notre malade ils apparaissent deux ans
après les premières douleurs fulgurantes.

Mais pourquoi dans certains cas y a-t-il trouble de l'ouïe, surdité plus ou moins grande et dans d'autres, vertige auriculaire? Il faut chercher à cela une explication anatomique. En effet, M. Duval a montré dans le tronc de l'auditif, l'existence de deux nerfs distincts : une première portion antérieure et inférieure, c'est le nerf cochléaire, le vrai nerf auditif; une portion postérieure et supérieure, c'est le nerf vestibulaire ou nerf de l'espace. La lésion du premier entraîne la surdité ou procure des sensations auditives fausses; la lésion du second occasionne les vertiges auriculaires.

Le diagnostic des troubles de l'ouïe dus aux tabes sera facile à faire; on recherchera tout d'abord les autres signes de l'ataxie, puis, par l'examen otoscopique on verra s'ils ne peuvent pas être imputés à une lésion primitive du conduit auditif.

En effet, la grande caractéristique des troubles auditifs dans le tabès est de ne s'accompagner d'aucune lésion anatomique de l'oreille.

Voyons maintenant comment les différents auteurs les ont envisagés au point de vue pathogénique. Tout d'abord puisqu'il y a deux parties dans le nerf auditif, on doit établir deux catégories de symptômes dépendant de chacune de ces parties. Dans la première, il faut faire rentrer les troubles auditifs caractérisés par un affaiblissement progressif de l'ouïe, accompagnés de bourdonnements d'oreille et de vertiges consécutifs à une lésion du nerf auditif proprement dit. Dans la seconde il faut classer tous les cas où l'ouïe est normale ou simplement affaiblie et où les vertiges et les bourdonnements ont lieu sans lésion du nerf auditif proprement dit, mais à la suite de lésions du nerf de l'espace.

Tout le monde est d'accord pour admettre cela; mais où les opinions divergent, c'est lorsqu'il s'agit d'établir la pathogénie de ces troubles; nous parlons surtout du vertige auriculaire.

Pour Marie et Walton ce sont là des accidents vertigineux plus ou moins intenses, tout à fait analogues au syndrôme connu sous le nom de « maladie de Ménières ». Pour d'autres, et Chataignier est du nombre, ce sont plutôt les symptômes d'une hyperhémie labyrinthique ; que cette hyperhémie soit provoquée par une irritation directe du nerf acoustique, allant de la partie centrale à la périphérie, ou qu'elle soit sous la dépendance d'autres nerfs dont l'influence vaso-motrice sur les vaisseaux de l'oreille est depuis longtemps démontrée (grand sympathique et trijumeau). Dans le premier cas le nerf acoustique étant altéré dans ses branches d'origine, la surdité pourra arriver jusqu'à la cophose. Dans le second cas les dernières ramifications du nerf étant plus ou moins comprimées par la congestion, donneront lieu à des troubles d'intensité variable ; mais il y aura toujours un certain degré de surdité sans cependant amener une altération des éléments anatomiques du nerf.

Pour notre part: nous repoussons la théorie de Marie et de Walton ; nous ne croyons pas que la pathogénie du vertige auriculaire chez les tabétiques soit la même que celle de la maladie de Ménières. En effet, le substratum anatomique de la maladie de Ménières est une hémorragie labyrinthique. Il n'en est rien chez le tabétique. Que certains symptômes (vomissements, céphalagie, vertiges et bourdonnements, surdité) évoluent de la même façon, nous le contesterons pas ; mais le début n'est pas le même, il n'y a pas dans le tabès, cet état syncopal, cette chute brusque que l'on voit dans la maladie de Ménières.

Nous préférons admettre la théorie de Chataignier, car nous croyons à l'origine centrale de la lésion, que ce soit une selérose du nerf auditif (et c'est, nous le pensons, le cas le plus fréquent) ou du trijumeau ou du grand sympathique.

Il en est du pronostic des troubles auditifs comme de celui

des autres symptômes que nous avons étudié jusqu'ici. En lui-même il n'est pas grave, tout au plus la surdité est-elle désagréable pour le tabétique, mais il indique la participation du bulbe à la sclérose et la possibilité de l'extension de cette sclérose à d'autres centres bulbaires, dont la dégénérescence est cause d'accidents graves, comme nous le verrons bientôt.

Le traitement consistera en applications de révulsifs et spécialement de ventouses à la région mastoïdienne. On combattra aussi l'hyperhémie de l'oreille interne,

CHAPITRE V

**Troubles pharyngés. — Anesthésie et hyperhes-
thésie. — Paralysie du pharynx. — Spasmes pharyngés.**

Les troubles de la sensibilité du pharynx comprennent les
anesthésies et les hyperesthésies, ces dernières occasionnant
quelquefois les spasmes du pharynx.

Les anesthésies pharyngées sont assez rares au cours du
tabès. Lorsqu'elles existent, elles vont le plus souvent de pair
avec des anesthésies buccales et linguales ; dans notre observation IV on note en effet « anesthésie du côté gauche de la
face, anesthésie de la joue et de la langue surtout à gauche ;
le goût est aboli de ce côté ; la luette est déviée à droite et la
titillation du pharynx ne produit pas d'efforts de vomissements ». Ces anesthésies coexistent donc avec des troubles du
goût et avec la perte de la sensibilité générale de la langue et
des joues.

Ce qui est plus fréquent, se sont les hyperesthésies du
pharynx qui se montrent en clinique sous la forme de spasmes
pharyngés. Nous en donnons un très belle observation empruntée au Dr Courmont. (1)

----

(1). Courmont, (Rev. de Méd. 1894).

OBSERVATION XII

(Résumée. — Dr Courmont)

Claude C...., entre à l'hôpital en 1893. C'est un tabétique dont l'affection a débuté en 1870. A l'examen du 22 septembre 1893 il présente : des douleurs fulgurantes ; la marche est pénible. Abolition absolue des réflexes rotuliens. Rien du côté des oreilles. Pas d'anesthésie des fosses nasales. Rien aux yeux, rien du côté de la voix. Sensation de picotement au niveau du pharynx . Légers troubles urinaires (faux besoins).

Le malade amélioré par la suspension, sort ; mais revient quatre jours après porté par deux voisins. Il est pâle, couvert de sueur ; les traits sont altérés ; dénotant une vive frayeur ; n'osant pas parler, il fait signe que son mal siège à la gorge. Depuis trois jours, il n'a pu avaler aucun aliment solide ni liquide à cause d'un spasme très douloureux de la gorge qui se produit quelquefois spontanément ; dans tous les cas à coup sûr au moindre contact. L'aspect du malade est alarmant, le pouls imperceptible, les extrémités froides. Pronostic des plus graves.

Au moindre contact de la muqueuse de la bouche et du voile du palais par un corps quelconque, les muscles du pharynx entrent en constriction intense ; une goutte d'eau que le malade essaie d'avaler entraîne instantanément la production de ce spasme qui est horriblement douloureux. Pendant la crise, le patient est terrifié, les yeux lui sortent de la tête, il est couvert de sueur, il s'agite, se démène, pousse des cris rauques, son angoisse est indescriptible.

De pareils accès de spasmes pharyngés se reproduisent un grand nombre de fois dans la journée depuis trois jours. Le larynx ne prend aucune part aux accidents. Une sonde introduite presque dans l'estomac démontre qu'il n'y a de spasmes ni de l'estomac ni de l'œsophage.

En somme, état général grave, en raison de l'impossibilité absolue de se nourrir et même de boire.

On soumet immédiatement le malade à une séance de suspension d'une durée d'une minute et demie ; aussitôt après il peut avaler sans provoquer le spasme, qui depuis ne s'est plus reproduit.

On continue la suspension pendant 13 jours ; depuis les spasmes n'ont plus reparu.

Cette observation rapporte un cas très intéressant d'hyperesthésie pharyngée. Dans ce cas il y a une particularité à relever : c'est que le spasme pharyngien existe seul, qu'il n'est
associé ni à des crises laryngées, ni à des crises gastriques.
C'est pourtant ce dernier mode qui est le plus fréquent et dans
des observations de Jean, de Lizé, d'Oppenhein, on voit les
trois symptômes réunis et marchant de pair.

Les troubles pharyngés se montrent le plus souvent, ainsi
que nous venons de le voir sous forme d'anesthésies ou
d'hyperesthésies ; moins fréquemment, sous forme de douleurs
proprement dites à type fulgurant ou continu, la gêne apportée
de ce fait à la déglutition est parfois notable.

Les caractères douloureux, subits, angoissants de ces
spasmes en disent la haute gravité, d'autant plus qu'ils
apportent une gêne considérable à la nutrition qu'ils peuvent
même complètement empêcher dans certains cas.

Le centre bulbaire dont la lésion commande ces troubles
est assez étendu, et dans les autopsies de tabétiques ayant
présenté des symptômes pharyngés, on a noté : soit une
lésion des noyaux bulbaires des nerfs mixtes, soit une dégénérescence des extrémités périphériques des nerfs sensitifs ou
moteurs, soit encore la sclérose du faisceau solitaire ou colonne
de Clarke.

A des troubles aussi graves qui compromettent la vie à
courte échéance, il faut opposer des moyens thérapeutiques,
alors même que ces moyens ne donneraient pas un résultat
complet. On fera tout d'abord un traitement symptômatique ;
on badigeonnera le fond de la gorge au chlorhyarate de
coccaïne, on luttera ainsi contre l'hyperesthésie de la muqueuse
pharyngienne. On combattra directement l'hyperexcitabilité
du bulbe en donnant du bromure de potassium à haute dose,
et s'il y avait danger pressant on pourrait essayer le traitement
par la suspension, dont l'action paraît démontrée ainsi qu'en

fait foi la magnifique observation de Courmont. Nous ne disons pas que ce traitement soit sans dangers, mais il faudra l'employer en cas de non réussite des autres moyens.

A côté de ces troubles de la sensibilité du pharynx, on peut noter des troubles moteurs. Ces troubles ne sont pas rares, on en voit des exemples dans nos diverses observations. Le plus fréquemment, la paralysie pharyngée n'existe que d'un côté. Dans ces cas, la luette est déviée du côté opposé et les piliers du côté paralysé sont tendus.

Lorsque cette paralysie est étendue aux deux côtés du pharynx elle peut nuire, il est facile de le comprendre, à la la déglutition, et l'emploi de la sonde peut être indiqué en vue de faciliter la nutrition du malade, sont indiqués aussi les courants induits sur le fond de la gorge.

Ces troubles de la déglutition sont le plus souvent sous la dépendance du pneumogastrique que l'on trouve atteint dans ces cas.

CHAPITRE VI

Troubles du goût. — Sialorrhée.

Leur étude est récente. Jusqu'en 1897 on a peu écrit à leur sujet. Vulpian en 1879 les considère comme très rares. Raymond écrit dans son article du dictionnaire encyclopédique que ce sont des manifestations insolites de la maladie, auxquelles on ne saurait attribuer une grande importance. Marie reconnaît que « quelques tabétiques accusent des saveurs bizarres, notamment une saveur sucrée plus ou moins persistante ». « Parfois, dit-il, il existe une véritable agueusie qui probablement est due aussi à l'altératiou des nerfs du goût ». Mais il se hâte d'ajouter que ces troubles sont en somme assez rares, peu accusés et mal connus. Topinard note dans une observation la « paralysie du goût ». Les traités classiques d'Axenfeld, Duchenne, de MM. Grasset et Rauzier, Hammond, n'en font pas mention.

Dans les monographies et les observations, on trouve quelques particularités touchant à ce sujet. On en trouve un très bel exemple dans notre observation III que nous empruntons au professeur Pierret. Hanot et Joffroy, au Congrès d'Alger, en 1881, en rapportent un cas dans lequel les malades ne trouvaient aucune différence entre les différents mets et les diverses boissons.

Mais c'est Klippel, le premier qui a fait en 1897 un travail d'ensemble sur la question, C'est de cette étude que nous nous inspirons dans ce qui suit.

Ces troubles du goût peuvent être sous la dépendance du trijumeau ; ils relèvent alors de la sensibilité générale. Ils peuvent aussi relever de la sensibilité spéciale (nerf-glosso-pharyngien).

Le goût peut être aussi non aboli, mais perverti ; les malades ont alors des sensations bizarres.

Ces troubles du goût s'accompagnent le plus fréquemment de troubles de la déglutition ; d'une salivation d'intensité peu commune, continuelle ou a exacerbations ; de troubles de sensibilité dans la sphère du trijumeau ; de paralysie permanente des muscles moteurs des paupières, de tachycardie. Il est rare, en effet, que le goût soit touché quand la sphère du trijumeau est épargnée.

Ces troubles du goût peuvent se montrer dès le début de l'ataxie, en tous cas ils sont l'indice très précoce de la participation du bulbe au processus pathologique. Ils peuvent avoir un début aigue ou une marche chronique d'emblée. Ils peuvent aussi se montrer sous formes de crises très variables d'intensité et de durée, à phénomènes complexes et fort intéressants.

A l'autopsie d'un tabétique qui a présenté des troubles du goût, on trouve le nerf glosso-pharyngien altéré. Son tissu conjonctif a subi un épaississement considérable, On remarque un processus de dégénérescence des fibres nerveuses, la myéline est fragmentée. La plupart des fibres qui persistent avec leur enveloppe de myéline sont plus grêles qu'à l'état normal, Le ganglion d'Anders est diminué de volume, ses cellules sont petites à contours très irréguliers, atrophiées manifestement avec granulations occupant tout le protoplasma. Leur noyau lui-même est souvent fort grêle, masqué par les granulations, quelquefois invisible. Les fibres qui y entrent et qui en sortent sont altérées.

Les troubles du goût sont donc produits par la lésion du ganglion du glosso-pharyngien et du nerf lui-même, mais ils peuvent reconnaître pour cause dans quelques cas une lésion des branches du trijumeau qui commande à la nutrition de la muqueuse linguale, et peut-être même un trouble primitif entraînant le dégoût.

Ils s'associent, avons-nous dit, le plus souvent aux troubles bulbaires et sont, le plus fréquemment, accompagnés de sialorrhée.

II. — Sialorrhée

On appelle sialorrhée la production d'une quantité considérable, anormale de salive ; cette salive ne peut être déglutie le plus souvent et s'écoule au dehors.

Nous donnons ici une très belle observation de sialorrhée, prise dans le service de M. le professeur Grasset, par M. le Dr Lacaze et rapportée par le Dr Cauquil dans sa thèse inaugurale.

OBSERVATION XIII
(Résumée)
(Dr Sacaze dans le service du professeur Grasset)

T... Marie, 31 ans. Le début de la maladie semble remonter en octobre 1892. Tous les symptômes ordinaires du tabes y sont. On remarque de plus quelques mouvements involontaires, dans les membres inférieurs au repos ; « ataxie du tonus. » Petit à petit s'établissent des crises gastriques. La première apparaît le 16 novembre, dure trois ou quatre heures et se termine par de la constriction au niveau du larynx. Le 19 la malade signale une sensation constante de boule froide au niveau du sternum. Le 20 elle présente des crises laryngées et puis des sueurs assez abondantes dans la partie supérieure du corps. Le 7 dé-

cembre, pendant la nuit, elle a des vomissements et de la diarrhée.
Le 19 février. elle se plaint quand elle veut uriner. et dès que l'urine
commence à couler, de ressentir une douleur dans le ventre, qui se
généralise dans tout le corps et surtout dans les membres et les cinq
doigts. La miction finie, cette douleur disparaît.

Le 3 mai on envoie la malade à Lamalou, elle y passe un mois, pre-
nant de nombreux bains. A son retour l'amélioration est évidente.

Ce n'est que le 10 juin. vers les 8 heures du soir, après un repas
ordinaire, qu'elle est prise de nausées déterminant bientôt une salivation abondante. Le lendemain, cette salivation persiste ; c'est un
liquide trouble avec une odeur « sui generis. » La malade se plaint de
cette salive qu'elle ne peut garder dans sa bouche à cause de son abon-
dance, et qui persiste pendant quatre ou cinq jours.

La digestion ne paraît pourtant pas troublée.

Quelques jours après, vers le 30 juin, malaises d'estomac. digestion
difficile, envie de vomir et diarrhée.

Ces troubles durent quelques jours puis disparaissent.

Le 10 juillet, la salivation reparaît ; cette sialorrhée est survenue
brusquement sans troubles prémonitoires ; la salive qui s'écoule est
assez limpide, a une odeur plus repoussante que la première fois. Cette
odeur rappelle la lavure d'intestins.

Le 11 juillet cette sialorrhée persiste ; la malade en quelques heures
a rendu une assez grande quantité de salive, 280 c.c. C'est cette salive
dont je donne l'analyse.

On fait une piqûre d'atropine, une seringue de Pravaz d'une solution
au 1|100.

En quelques heures l'effet du remède se fait sentir. La sécrétion salivaire était diminuée, la malade ressentant une grande sécheresse de
la bouche et de l'arrière-gorge.

Cette observation mérite d'être rapprochée de celle du
professeur Charcot (obs. XIX dans laquelle la sialorrhée était
aussi très abondante.

Nous voyons que la sialorrhée tabétique est un symptôme nettement caractérisé qui se présente pendant la période
d'état de la maladie, mais qui peut se présenter au début ou
même alors que la maladie est encore mal caractérisée.

La glande n'est pas altérée, sa fonction seule est troublée.

Ce trouble apparaît brusquement, souvent pendant le sommeil; il est intermittent et passager, il dure peu de temps pour disparaître complètement, parfois pour revenir quelque temps après, mais toujours sans laisser la moindre trace d'irritation sur la muqueuse buccale. La quantité de salive écoulée est en général assez grande 500 à 600 c. c. en 24 heures. Cette salive qui quelquefois est un liquide filant et inodore peut, dans certains cas, présenter une odeur repoussante. La mastication n'augmente pas cette hypersécrétion. La déglutition serait un peu gênée. La digestion ne paraît pas troublée. Cette sialorrhée coexiste le plus souvent avec des troubles sécrétoires ou vaso-moteurs : gastrorrhée, vomissements, troubles sensoriaux, polyurie. troubles trophiques.

Le docteur Cauquil a examiné la salive du malade du professeur Grasset, et il a trouvé par litre 0 gr. 20 d'albumine; à part cela les autres éléments étaient normaux. Il a examiné de nouveau la salive émise après qu'on eût fait la piqûre d'atropine et il n'a plus trouvé d'albumine.

Il admet de ce fait l'explication donnée par Girode : « Les » particularités de la sialorrhée, dit ce dernier. s'expliquent » naturellement par une simple altération du mécanisme physiologique de la sécrétion salivaire. Le phénomène vasculaire prime les actions sécrétoires proprement dites, et les » cellules salivaires n'ayant pas suffisamment le temps d'élaborer la salive aux dépens du sérum et de la lymphe, quelques-uns des caractères de ces humeurs se retrouvent plus ou moins défigurés dans la salive elle-même. »

Nous nous rangeons à cette opinion.

Quant au diagnostic, on tâchera de ne pas confondre la sialorrhée du tabétique avec la salivation mercurielle. Cette dernière est plus continue et s'accompagne de gengivite. La sialorrhée dans le cas de lésions cérébrales est moins abondante et plus persistante.

C'est un symptôme que l'on rencontre en moyenne une fois sur cinq ataxiques ; symptôme qui ne manquerait pas d'une certaine gravité (dénutrition rapide du sujet) si la quantité de salive émise était très abondante et si nous n'avions pas un agent capable de l'amender. Dans ces cas on donnera l'atropine et la sécrétion salivaire sera tarie.

CHAPITRE VII

Crises laryngées. — Paralysies des cordes vocales. — Vertige laryngé. — Syndrôme paralysie glosso-labio-laryngée.

Nous voici arrivés à un symptôme des plus importants du tabes supérieur par sa fréquence et sa gravité ; nous voulons parler des crises laryngées. Il nous a été donné d'en voir un très bel exemple, dont nous rapportons l'observation, dans le service de M. le professeur Grasset, à l'hôpital suburbain (obs. XVII). Nous rapportons aussi une observation du docteur Hanot et une autre du docter Grabower.

OBSERVATION XIV

(Résumée)
(Par le Dr Isaza, dans le service du professeur Lasègue, 12 octobre 1878)

M. C., 34 ans. Syphilis non soignée. En 1870 les premiers accidents tabétiques. Ces accidents sont surtout céphaliques et bulbaires. Les autres symptômes n'apparaissent qu'en juillet 1878.

État actuel. — Douleurs fulgurantes. Elles s'étendent aux joues. Œil droit : chute de la paupière ; strabisme externe, amaurose presque complète. Œil gauche : les mouvements en haut et en bas sont conservés, mais l'œil ne peut pas suivre les objets ni en dehors ni en dedans. Pupille très dilatée ; vision à peine affaiblie.

Voix nasonnée. Rejet des aliments liquides par les narines. Les piliers gauches sont tendus et la luette déviée à droite. Vers les premiers jours d'octobre, accès de suffocation la nuit ; de courte durée mais souvent répétés.

OBSERVATION XV

(Résumée)

(Dr Hanot dans le service du professeur Lasègue)

M. X., 47 ans ; le tabès a débuté par la diplopie. Dès le début vertiges se produisant deux à trois fois par jour, passagers, n'entraînant jamais la chute, mais forçant le sujet à s'arrêter et à se retenir aux objets qui l'environnent. Certaines couleurs claires et voyantes augmentent le vertige, il en est de même de la marche. Signes ordinaires du tabes.

Un matin le malade se plaint que, depuis la veille, les liquides qu'il ingère reviennent par le nez. A l'inspection, le voile du palais est pendant et semble rester immobile pendant les divers sons-gutturaux qu'on fait produire au malade ; la sensibilité du voile est notablement émoussée. Le lendemain même gène pour la déglutition des liquides. Fourmillements et douleurs dans les quatre membres. Le malade dit qu'à plusieurs reprises la respiration lui a manqué à tel point qu'il a cru étouffer. Rien au cœur ni au poumon.

Pendant trois jours: situation identique. La paralysie du voile du palais paraît même plus accusée. Phonation très imparfaite. Pas de paralysie faciale notable. Tout au plus lenteur et gaucherie des mouvements des lèvres. Les accès de suffocation se sont reproduits à plusieurs reprises.

Un soir à cinq heures le malade se lève brusquemment sur son séant: physionomie extrèmement angoissée, cris inarticulés, gestes indiquant que l'air lui manque. Agitation pendant quelques instants; face profondément cyanosée; puis tout à coup le malheureux retombe inanimé sur son oreiller.

Autopsie. — Rien aux viscères thoraciques et abdominaux. Lésions ordinaires de la moëlle. Au bulbe sur diverses coupes transversales on remarque qu'en plusieurs points le tissu normal est remplacé par un tissu grisâtre, gélatiniforme. La situation exacte de ces points ne pourra être déterminée que par un examen microscopique. Pas de foyers d'hémorrhagie ni de ramollissement.

OBSERVATION XVI
(Résumée. — Dr Grabower)

X..., **49 ans** souffre depuis vingt ans de douleurs fulgurantes. L'iné-
galité pupillaire, la diplopie, des troubles urinaires, des troubles sensitifs subjectifs, engourdissement, sensation de froid se sont succédés.
Au moment de l'examen on constate une paralysie complète de l'abducens et une paralysie incomplète du moteur oculaire commun. Pas
de ptosis. Signes d'Argyll et de Wesphtal. A cause de l'ataxie très prononcée le malade ne peut marcher ni se tenir seul debout. Troubles de
la sensibilité à la face dans le domaine du trijumeau. Anesthésie de la
cornée à droite. Troubles de phonation intermittents.
Plus tard ces phénomènes se sont accentués, le réflexe cornéen a
disparu des deux côtés et au mois de mai 1894, l'examen du larynx est
le suivant : l'épiglotte s'élève au moment de la phonation et permet
l'examen du larynx qui ne présente aucun signe d'inflammation. La
corde vocale gauche et le cartilage aryténoïde du même côté, dans
l'expiration comme dans la phonation restent à l'état cadavérique. En
outre la corde vocale gauche présente une concavité de son bord libre
qui ne subit aucune modification au moment de la phonation. La corde
vocale droite est normale. La sensibilité du larynx est intacte ; la voix
est enrouée. Il s'agit donc d'une paralysie complète du nerf récurrent
gauche. Dans les derniers mois de la vie le malade a eu des crises
laryngées et des crises gastriques. Il n'y a aucun trouble dans le domaine
du spinal.
Autopsie. — Faite six heures après la mort. Dégénérescence typi-
que de la moëlle épinière. Pas de lésions du nerf spinal. Par contre
les racines extra-bulbaires du pneumogastrique sont dégénérées et cette
lésion est plus marquée à gauche qu'à droite. Les racines du glosso-
pharyngien sont également dégénérées des deux côtés. Le noyau de
l'hypoglosse et le noyau dorsal du pneumogastrique sont intacts. Le
nucléus ambiguus est intact. La racine ascendante du trijumeau présente dans sa moitié antérieure beaucoup de fibres dégénérées. Dégénérescence des deux noyaux de l'abducens. La racines du trijumeau y
compris la racine motrice sont dégénérées. Le noyau principal de
l'oculo-moteur commun est fortement dégénéré des deux côtés, mais
plus à droite. Le nerf récurrent gauche est fortement dégénéré, le
droit intact.

OBSERVATION XVII

(Personnelle)

M. Em. A..., vient à la consultation de M. le professeur Rauzier, le 25 août 1897. Il a eu il y a quatorze ans, en 1883, une syphilis qu'il n'a pas soignée. Nous relevons encore dans ses antécédents l'éthylisme, le tabagisme.

Depuis trois ans il a des douleurs fulgurantes dans les membres inférieurs.

Il se plaint de ressentir depuis cinq mois un mal à la gorge qui s'accompagne d'une toux sèche. Il y a de la dyspnée. Il accuse des céphalées nocturnes, très violentes, surtout marquées vers le matin. Il y a de la diplopie depuis un an et du ptosis de la paupière supérieure gauche depuis la même époque. Cet œil est atteint de strabisme externe, l'acuité visuelle y est diminuée.

Le malade se plaint de gastralgie sans vomissements, l'appétit est demeuré bon.

On note une hémi-parésie gauche.

Le malade attire notre attention sur certains troubles de la miction. Lorsqu'il veut uriner, il lui arrive de mettre très longtemps pour accomplir cet acte, c'est-à-dire qu'il n'urine pas dès qu'il veut : une fois commencée, la miction s'accomplit bien. Quelquefois il ne peut pas uriner du tout et est obligé d'attendre un autre moment.

Le malade a eu des crises laryngées accompagnées de vertiges et de constriction thoracique. La première de ces crises a eu lieu le 1er mai 1897 à quatre heures de l'après-midi. Le malade a ressenti subitement une sensation d'étranglement ; sa respiration est devenue courte, rapide, bruyante. Si on le prie d'imiter ce qu'il avait à ce moment-là, de respirer comme alors, on ne peut mieux comparer ses inspirations qu'à une série de hoquets brefs et à timbre élevé. Cette crise dura quatre heures et la respiration redevint normale petit à petit.

Le malade fait observer que un an avant cette crise son entourage avait remarqué qu'il ronflait très fortement la nuit.

En août 1897 a eu lieu une autre crise semblable à la précédente mais moins forte.

Les vertiges même pendant les crises sont peu marqués. Mais à ces crises s'ajoutaient des phénomènes de constriction thoracique.

A l'examen du malade on trouve :

a). *Motilité*. — Aux membres inférieurs, rien en apparence. Aux membres supérieurs, léger tremblement ; la force y est normale.

Bégaiement depuis la naissance, langue normale.

b). *Sensibilité*. — Anesthésie à la douleur, généralisée ; sans anesthésie à la température ni au contact.

Réflexes diminués à gauche, exagérés à droite cela aux tendons du droit antérieur. Pas de réflexes dans les membres supérieurs.

Pupilles égales, étroites, en myosis, immobiles à la lumière, réagissant à l'accomodation. Strabisme divergent de l'œil gauche, dû à la parésie du droit interne. Ptosis de la paupière gauche. Le moteur oculaire commun paraît un peu parésié.

M. le professeur Hédon fait l'examen laryngoscopique et trouve de la parésie des abducteurs des cordes vocales (dilatateurs de la glotte).

Traitement. — Frictions mercurielles et iodure de potassium.

16 février 1898. — On revoit le malade le 16 février 1898. Il n'a pas de crises gastriques nettes. Il a eu une troisième crise laryngée en octobre 1897. La marche est devenue difficile. Il a eu la grippe, ce qui l'a obligé à interrompre le traitement. Ce matin, à la suite de coït, parésie du bras droit.

On constate du nystagmus à l'œil gauche.

Rien à la poitrine ni au cœur.

Troubles moteurs peu accentués.

Signe de Romberg. Le signe de Westphal n'existe qu'à gauche. Signe d'Argyl-Robertson.

1er mars 1898. — Depuis quelques jours la faiblesse augmente.

Douleurs erratiques. Disparition complète de la parésie du bras. Le malade se fatigue facilement en marchant. Rien au poumon, rien au cœur.

Il y a eu de la diarrhée, puis de la constipation.

22. — Les douleurs ont disparu après avoir présenté une grande acuité. Mais la constriction thoracique paraît vouloir continuer. Les céphalalgies sont fréquentes. Le malade mange et digère bien, cependant il a de la diarrhée. Le bras va bien.

19 avril — Une gomme cutanée qu'on lui avait ouverte s'est cicatrisée en 2-3 jours. Le malade ne suit pas régulièrement le traitement spécifique qu'il a supprimé à cause de la salivation. Il mange bien et digère bien ; une selle diarrhéique le matin.

Il se plaint d'une grande oppression ; on constate du cornage dans les grandes inspirations. Il ne tousse pas. Rien à la poitrine, rien au cœur.

20 mai. — Depuis deux jours le malade ressent du dégout pour les aliments.

Les troubles laryngés persistent ; cornage fréquent, surtout le matin. Faiblesse et amaigrissement. Paralysie oculaire persistante.

Le 25 juin le malade entre dans le service de M. le professeur Grasset, où je l'examine le 7 juillet.

Etat actuel. — Le malade est un homme de taille moyenne, il a maigri. Son tabes a débuté il y a trois ans et demi, par des douleurs fulgurantes très pénibles dans les jambes. Il présente tous les signes ordinaires du tabes. Le signe de Westphal (réflexe patellaire) manque à droite où le réflexe est plutôt exagéré ; à gauche le réflexe est aboli. Le signe de Romberg est net. Le malade tombe lorsqu'il ferme les yeux. Si on le fait tenir sur un pied, ce qu'il peut faire encore mais avec beaucoup de difficulté, il tombe au moment où on lui fait fermer les yeux, ou dès qu'on interpose entre ses yeux et le sol un corps étranger, une feuille de papier par exemple. Il se plaint de maux de tête constants.

a). *Yeux.* — L'œil droit est normal ; myosis.

L'œil gauche est aussi atteint de myosis, il est en strabisme externe, de plus cet œil est atteint de conjonctivite et d'épiphora.

Le champ visuel est normal à gauche ; à droite il est rétréci dans sa partie interne.

Il y a de diplopie depuis le début de la maladie. Mais ce qu'il y a d'intéressant ce sont des douleurs vives, fugaces, comparables à une piqûre d'épingle que le malade ressent autour de l'œil, surtout à l'arcade sourcilière. Et pourtant la pression à la partie externe de la paupière supérieure, au niveau du trou sus-orbitaire, à l'angle interne de l'œil, ne détermine pas de douleurs. Il y a trois jours que les deux yeux lui font mal surtout pendant la nuit, la douleur siège autour de l'œil qui est chaud. Le malade attribue cela à l'électrisation du larynx à laquelle il est soumis.

b). *Face et tête.* — Le malade se plaint de ressentir des douleurs fulgurantes, moins douloureuses que celles des jambes, en divers points de la tête et de la face; à l'occiput, à la partie médiane de la suture sagittale, aux tempes surtout. Ces douleurs durent de 3 à 5 secondes. Pas d'atrophie ni de déviation de la face ; les divers ordres de sensibilité y sont bien conservés.

c). *Nez*. — L'odorat et la sensibilité générale sont conservés. Quand le malade se mouche on entend un son rauque et fort; cela tient à la paralysie des cordes vocales.

d). *Bouche*. — La face interne des joues est le siège d'une sensation curieuse. Dans le point qui correspond aux dents de sagesse des deux côtés, il semble au malade qu'il y a un corps étranger de la grosseur d'un pois. Cela se fait sentir surtout au commencement du repas, quand le malade mâche la première bouchée. C'est une sensation gênante que le malade éprouve depuis deux ans déjà. Quand aux dents, elles semblent au malade, allongées ; si bien qu'en mâchant les aliments, il dit qu'elles arrivent au contact et qu'il les entend claquer. Il est à remarquer qu'il n'en a pas perdu pendant la maladie.

Le goût est conservé.

La langue est remuée aussi facilement qu'auparavant, elle n'est pas atrophiée.

e). *Pharynx et voile du palais*. — Rien de ce côté, là déglution se fait bien.

f). *Estomac*. — Douleurs, crampes d'estomac, envies de vomir non suivies de l'acte ; crises gastriques.

g). *Larynx*. — Le malade a remarqué que sa voix avait baissé comme volume et comme tonalité. Sa respiration est beaucoup plus gênée qu'autrefois. Il a eu de la dyspnée et les trois crises laryngées que nous avons mentionnées. Quand il a trop parlé il sent au fond du larynx une sensation de picotement, à la suite de laquelle il passe un moment sans respirer, comme s'il étouffait. Il avale alors quelques gouttes de liquide et tout rentre dans l'ordre. M. le professeur Hédon examine de nouveau le larynx, il trouve une paralysie des dilatateurs de la glotte (crico-aryténoïdiens postérieurs).

h) *Ouïe*. — A un peu faibli des deux côtés depuis un an. Le malade entend encore assez facilement mais il reconnaît qu'il est obligé de faire répéter certains mots.

i). *Vessie*. — Le malade urine difficilement. Il met une, deux minutes pour arriver à uriner.

Analgésie cubitale complète des deux côtés.

Dans la seconde de ces observations, la date d'apparition des crises laryngées n'est pas indiquée. Dans la troisième elles apparaissent seulement vingt ans après le début du tabes ; dans notre observation personnelle, c'est trois ans après. Comme on le voit, les paralysies laryngées peuvent se montrer soit au début de l'affection, soit, et c'est ce qui arrive le plus souvent, à une date avancée de la maladie.

Nous ne faisons pas de distinction entre les paralysies des cordes vocales et les crises laryngées. En effet, c'est quand la paralysie des dilatateurs de la glotte (muscles crico-aryténoïdiens postérieurs) est trop marquée que surviennent les crises d'étouffement.

Cette paralysie peut ne frapper qu'une des deux cordes vocales, comme dans les observations des docteurs Hanot et Grabower ; elle peut les frapper toutes deux comme chez notre malade ; et la gravité de la situation est par là augmentée.

La paralysie de la corde vocale est continue une fois installée ; la crise laryngée, elle, n'arrive que par paroxysme.

Outre ces paralysies des dilatateurs de la glotte et ces crises laryngées on note d'autrefois des mouvements ataxiques des cordes vocales. Ces mouvements se produisent au repos, mais ils ont lieu surtout quand le malade veut parler ; ils siègent souvent dans les cartilages aryténoïdes du côté paralysé.

De plus, on peut constater une certaine atrophie de la corde vocale du côté paralysé ; dans l'observation de Grabower, en effet, il est noté que « la corde vocale gauche présente une concavité de son bord libre qui ne subit aucune modification au moment de la phonation. La corde vocale droite qui n'est pas paralysée ne présente pas cette concavité. »

Le tabétique, atteint de paralysie laryngée, se présente sous un aspect particulier. A chaque inspiration qu'il fait on voit les ailes du nez se rapprocher violemment de la sous cloison. De plus, on entend un bruit particulier lorsqu'il respire, un véritable cornage ; le nombre des inspirations à la minute est augmenté ; les creux sous claviculaires se dépriment forte-ment, les muscles sterno-cleido-mastoïdiens sont violemment tendus.

Quand le malade parle on remarque que sa parole est courte, saccadée, comme chez un dyspnéique. Quand à la voix, le tabétique reconnaît lui-même qu'elle a changé ; son volume est moindre, sa tonalité a baissé.

Mais que sous une influence quelconque, la paralysie des dilatateurs augmente, ou qu'il y ait une excitation trop forte des muscles antagonistes, des constricteurs de la glotte ; alors éclate la crise laryngée. Le malade se lève brusquement sur son séant, il porte les mains à sa gorge comme pour en arra-cher un lien constricteur, sa physionomie est extrêmement angoissée ; il pousse des cris inarticulés, sa face se cyanose, ses extrémités deviennent froides. Les quelques expirations qu'il parvient à faire, au prix de combien d'efforts, s'accom-pagnent d'un cornage qui est entendu à grande distance ; l'ex-piration est sifflante. D'autrefois, le nombre des inspirations n'est pas diminué, mais elles sont courtes et se succèdent rapidement, comme c'était le cas chez notre malade où elles ressemblaient à une série de hoquets. Ces accès durent plus ou moins longtemps ; puis la respiration redevient petit à petit normale, à moins que le malade ne succombe en plein accès.

Car le pronostic des crises laryngées est très sombre. Nous ne craignons pas de le dire, c'est le symptôme le plus redou-table du tabès supérieur.

Et puis ces paralysies du larynx marchent rarement seules. Si dans notre observation on les a vues parfaitement isolées des paralysies du pharynx et du voile du palais ; dans la plu-part des cas on les voit cœxister avec ces symptomes, de même qu'avec les troubles gastriques. De plus elles peuvent s'accom-pagner, mais rarement, de vertiges avec perte de connaissance.

Et maintenant voyons qu'elle est la lésion anatomique qui commande à ces symptômes. Cette lésion consiste le plus souvent dans uue dégénérescence des noyaux du pneumogastrique et du spinal au niveau du bulbe. On peut cependant trouver ces noyaux intacts, et c'est ce qui est arrivé à l'autopsie du malade de Grabower, mais alors, par contre, il a été constaté une névrite dégénérative des deux nerfs récurrents et des racines extra-bulbaires du pneumogastrique. A ce propos, le docteur Oppenheim fait remarquer que le poison du tabes dans la sphère du pneumogastrique n'atteint pas les noyaux, mais les racines du nerf et que cette particularité mérite d'être signalée dans la pathogénie du tabes.

Quant aux crises laryngées elles sont dues soit à la dégénérescence des nerfs récurrents, soit au contraire à une excitation du nerf laryngé supérieur.

En mentionnant les symptômes qui cœxistent le plus fréquemment avec les paralysies laryngées, nous avons omis à dessein les paralysies de la langue et des lèvres. Nous croyons, à l'exemple du professeur Charcot, que dans certains cas on trouve ces trois symptomes se présentant alors sous la forme du syndrôme « paralysie glosso-labio-laryngée ».

Nous citons ici une observation de paralysie glosso laryngée dûe au docteur Lépine et la remarquable observation du docteur Dutil prise dans le service du regretté professeur Charcot.

OBSERVATION XVIII (Résumée)
(Dr Lépine)

X.... tabétique depuis 20 ans ; ancien syphilitique, a présenté, dans le cours d'une crise excessivement douloureuse de douleurs fulgurantes, des accidents très particuliers. Un matin, le malade ayant des douleurs atroces dans la cuisse gauche, depuis la veille, est trouvé aphone et ne pouvant faire les mouvements d'articulation des mots ; cornage expiratoire ; pas d'asphysie véritable, Au moment des paroxysmes douloureux, la bouche s'ouvrait légérement et la langue était projetée contre les arcades dentaires. Il y avait aussi alors une sorte de hoquet. Le lendemain l'aphonie n'était plus complète. La voix très faible n'était émise qu'avec peine ; l'articulation des consonnes (surtout des linguales) était très gènée ; les mouvements de latéralité de la langue très lents ; la luette pendante. Le malade peut siffler. Pas de rougeur des cordes vocales, celles-ci pouvant se juxtaposer en avant mais pas en arrière.

Le troisième jour, le syndrôme paralysie glosso-laryngée avait disparu avec la cessation de la crise de douleurs fulgurantes. A noter que la parésie laryngée différait du type classique de paralysie des abducteurs,

OBSERVATION XIX (Résumée)

(Prise par le Dr Dutil, à la Salpétrière, dans le service du Professeur Charcot)

M. C., 44 ans, marin, entre le 10 mai 1893. Il a eu la syphilis il y a douze ans.

Début en 1887 par lassitude générale brusque, sans motif, se faisant sentir pendant quelques heures ; perte lente des forces et amaigrissement.

Il y a dix-neuf mois le malade remarqua que le bout de sa langue et la peau de la face près de la commissure labiale gauche étaient devenues insensibles. Cette insensibilité gagna toute la face en quatre mois.

Il y a dix-huit mois, difficulté pour avaler les aliments, la voix change, le malade nasonne et remarque qu'il ne peut plus siffler. Ces troubles se sont produits progressivement, insidieusement. Il y a un an apparaissent une diplopie intermittente, et des accès de spasmes laryngés classiques (picotement de la gorge, stridulation, suffocation, chute et perte de connaissance) qui durent deux minutes. Ces ictus se sont présentés deux fois.

Il y a huit mois, le malade éprouve des difficultés pour uriner. Il y a six mois environ qu'il éprouve une sensation de constriction à la partie inférieure de la poitrine en avant et en arrière. Il lui semble qu'il ne peut pas dilater sa poitrine. Depuis six mois les aliments solides ne passent plus. Pas de douleurs fulgurantes.

(Etat actuel). Syndrôme de paralysie glosso-labio-laryngée très frappant. Sialorrhée abondante ; le malade ne pouvant déglutir que difficilement et incomplètement la salive. Voix très nasonnée, parole presque inintelligible. Le malade, en parlant, avale souvent sa salive de travers.

Le malade ne peut plus siffler. Son visage est à peu près symétrique. Il montre ses dents, meut ses lèvres mais imparfaitement. Contractions fibrillaires dans les muscles du menton, des joues, des lèvres. Un peu de déviation de la pointe de la langue à droite ; peut être un peu d'atrophie de la partie droite. Contractions fibrillaires peu nombreuses de la langue. Le malade ne peut pas, avec la pointe de la langue, accrocher l'arcade dentaire supérieure ; pourtant la langue se meut bien.

Paralysie incomplète du voile du palais qui retombe vertical, sans aucune déviation latérale. La déglutition des liquides par petites quantités est seule possible.

L'examen laryngoscopique montre un certain degré de paralysie des muscles adducteurs des cordes vocales qui ne se rapprochent pas complètement dans les efforts de phonation. La voix est nasonnée, sourde et parfois bitonale. Le malade est un peu oppressé quand il marche ; mais il n'a plus les accès de suffocation laryngée d'autrefois. Cependant l'inspiration est parfois sifflante ou striduleuse. Cette paralysie labio-glosso-laryngée est accompagnée d'une anesthésie de la face et de la muqueuse de la bouche, du pharynx et du larynx. A la face, l'anesthésie se présente avec les caractères du masque tabétique. Dans toute l'étendue du domaine d'innervation du trijumeau et se limitant à ce domaine comme sur un schéma, il y a diminution très marquée de la sensibilité au contact et à la piqûre, la sensibilité thermique paraissant normale. Cette anesthésie s'étend à la conjonctive des deux côtés, mais non à la cornée, et à la muqueuse des fosses nasales. Elle s'étend également à toute la muqueuse de la bouche et de la langue, du voile du palais, du pharynx et du larynx. Goût et odorat normaux. Dans toute l'étendue de la zone faciale anesthésiée, le malade éprouve une sensation particulière des plus pénibles. Il lui semble que la peau de sa face est en parchemin et qu'elle est trop courte, qu'elle serre légèrement les parties sous jacentes, comme le ferait un masque appliqué sur le visage.

Il y a de la diplopie ; léger ptosis à l'œil droit ; nystagmus des deux yeux, plus rapide à droite (cela dans le regard à droite). Dans le regard à gauche, nystagmus à l'œil gauche seulement. L'œil droit ne dépasse pas la ligne médiane, l'œil gauche n'arrive pas jusqu'à la commissure externe. Dans l'élévation les sourcils et les paupières se relèvent. L'œil gauche suit toujours sans difficulté l'œil droit, tandis que le champ d'excursion du droit supérieur de l'œil droit est très limité.

Paralysie de l'accomodation à droite et parésie à gauche. Les pupilles ne réagissent pas à la lumière; mais un peu à l'oscillation de la convergence. Elles sont inégales, la droite étant la plus grande. L'acuité visuelle est sensiblement normale dans les deux yeux, Pas de dyschromatopsie. Pas de lésions au fond de l'œil.

Symptômes thoraciques : sensation de serrement d'avant en arrière à la poitrine. Plaque d'anesthésie entre les omoplates, au creux épigastrique, aux bourses, à la verge, à l'anus, au périné et sur une partie des fesses.

Membres : fourmillements et hyperesthésie dans le domaine du cubital, des deux côtés. Réflexes rotuliens abolis.

Depuis huit mois plus d'érections. Impossibilité de résister au besoin d'uriner et d'aller à la selle.— Etat général cachectique.

Dans le domaine du facial, diminution simple de l'excitabilité faradique et galvanique du nerf et des muscles plus accusée dans le facial inférieur.

Mais dans le domaine du trijumeau, le muscle temporal est extèmement atrophié; sa contractilité faradique et galvanique est abolie même avec le maximum d'intensité du courant qu'on puisse employer sans accidents.

Le masseter est atrophié, mais moins que le temporal ; il conserve son excitabilité faradique et galvanique, mais diminuée ; avec inversion de la formule normale ; il en est de même du buccinateur.

Rien de particulier à la langue.

Le cas de Charcot est rare, il est vrai ; on en rencontre pourtant un autre appartenant au Dr Howard (1). L'observation est intitulée : « Cas d'ophtalmoplégie externe et interne associée

(1) Journal américain des Sciences médicales, 1884.

au tabès dorsal, avec paralysie bulbaire inférieure, lésions de la vision et de l'ouïe ». Ici, le début s'est fait par l'ophtalmo-plégie, puis sont survenus les symptômes de paralysie bulbaire inférieure ; l'existence du masque facial ne fait pas défaut non plus. Les symptômes spinaux sont à peine accusés dans ce cas; pas de douleurs fulgurantes ; par contre, il y a atrophie tabé-tique des nerfs optiques et l'on ajoute que le malade est devenu sourd. La mort s'est produite rapidement à la suite de plusieurs syncopes occasionnées par l'arrêt du cœur.

Ce qui est cause que l'on rencontre peu souvent dans la pratique ce syndrôme « paralysie glosso-labiée-laryngée », c'est que le tabès affectionne plutôt les noyaux supérieurs du bulbe que les inférieurs. Quant au cas du professeur Charcot ; c'est un véritable tabès bulbaire à début bulbaire et dans lequel les symptômes spinaux sont demeurés effacés.

Le syndrôme « paralysie glosso-labio-laryngée » reçoit cer-taines modifications du fait d'être combiné avec le tabès ; l'ataxie le marque à son coin. L'absence des troubles du côté de la cinquième paire est un des grands caractères de la para-lysie glosso-labio-laryngée pure. Mais chez le malade de Char-cot, il y a des troubles graves de la sensibilité dépendant du trijumeau, c'est ce qui constitue le masque tabétique, lequel existe aussi chez le malade de Grabower. De plus, la sensibilité tactile de la langue et de la muqueuse buccale est obnubilée. Le goût est aboli et perverti. Tous ces troubles sont répandus dans le domaine du trijumeau.

Le pronostic est ici fatal comme dans la paralysie glosso-labio-laryngée pure; c'est la mort par arrêt du cœur; comme elle est arrivée pour le malade de Howard, comme elle arrivera probablement dans le cas de Charcot, à moins qu'une compli-cation, une pneumonie par corps étranger par exemple, n'em-porte le tabétique.

Il faudra opposer à ce syndrôme un traitement énergique :

on électrisera le larynx : on mettra des révulsifs à la nuque ;
on donnera du mercure et de l'iodure ; en fin de compte, on
en arrivera à la suspension.

CHAPITRE VIII

Crises gastriques

A côté des crises laryngées que nous venons d'étudier, il est un autre genre de crises d'un pronostic moins sévère, mais d'une fréquence plus grande. Dans plusieurs des observations de ce travail, on trouvera mentionnées des crises gastriques ; nous ne les rapportons pas ici,

Les crises gastriques font leur apparition dans la période pré-ataxique du tabès ; plus rarement elles se montrent dans le tabès confirmé ; peu à peu, elles diminuent d'intensité et puis finissent par disparaître. Elles présentent diverses formes cliniques : tantôt l'on a affaire à de véritables crises allant de la douleur crampoïde jusqu'à la douleur intense, simulant la colique hépatique ou néphrétique, tantôt les vomissements peuvent se montrer isolés. On observe plus rarement la variété flatulente, la variété simulant la maladie de Reichman, la variété à forme d'angine de poitrine, celle avec hématemèse.

Au point de vue clinique, la crise ne présente pas de type qui lui soit propre : chaque malade fait sa crise suivant l'état organopathique de son estomac. Et souvent, chez le même malade, on peut voir, ainsi que nous l'avons vu nous-mêmes, le chimisme stomacal varier d'une semaine à l'autre.

La crise tabétique est une gastro-névrose, c'est une manifestation gastrique sous la dépendance d'un état anormal du système nerveux, que l'affection soit primitive ou secondaire avec ou sans lésion.

Ces crises apparaissent et disparaissent brusquement. La douleur au creux de l'estomac, qui en est l'élément prépondérant est continue avec des paroxysmes terribles. Les vomissements manquent rarement, ils s'accompagnent de la sensation de l'estomac qui se déchire ; ils sont quelquefois abondants.

Des troubles sympathiques s'ajoutent à ce tableau ; la face est convulsionnée, le pouls est filiforme, la soif vive ; le malade éprouve du dégoût pour les aliments ; il a des attitudes bizarres.

La crise peut durer plusieurs heures.

Mais comment se fera le diagnostic : qui est-ce qui permettra d'épingler l'épithète de tabétiques à ces crises gastriques ?— La première qui apparaît fait songer à une indisposition, à une indigestion, à un empoisonnement. Plus tard, on peut penser à des coliques hépatiques, aux vomissements incoercibles de la grossesse, si on a affaire à une femme, à une occlusion intestinale, etc. Le diagnostic se fera par les autres signes du tabès.

Il se fera aussi et surtout par la coexistence, avec les crises gastriques, de crises laryngées et intestinales. Cette coexistence existe très fréquemment, elle est presque fatale ; en effet, c'est le pneumogastrique, nous le verrons tout-à-l'heure, qui préside à ces deux ordres de crises.

Mais il est un fait bien plus remarquable, parce qu'il est étrange et inexpliqué, c'est la coïncidence des crises gastriques avec les arthropathies. L'esprit clairvoyant de Charcot avait été éveillé par ce fait et Buzzard avait été jusqu'à admettre dans le bulbe, près du noyau du pneumogastrique, un centre trophique des articulations.

A l'heure actuelle de la science, peut-on résoudre ce desideratum formulé par Pierret : « A un syndrome tabétique peut-on superposer une lésion ? » Nous ne le croyons pas ; c'est qu'en matière tabétique il faut être réservé ; entre la lésion et le syndrome le rapport n'est pas toujours constant, et d'ailleurs l'anatomie pathologique du tabès (malgré les travaux récents de M. le Professeur Raymond) est loin d'être élucidée.

A l'autopsie d'un individu ayant présenté des troubles gastriques, on ne trouve rien d'appréciable du côté de l'estomac. Des travaux du Dr Babon, il se dégage ces résultats : il n'existe pas de type chimique (hyper ou hypochlorhydrie, hyper ou hypopepsie) spécial à la crise tabétique. Buzzard, sans aucune preuve, d'ailleurs. émit l'opinion que les crises dépendaient d'une sclérose du nerf vague. En 1884, Pierret montra au Congrès de Londres des coupes de bulbe provenant d'un cas de tabès avec crises gastriques. Le noyau du pneumogastrique apparaissait nettement sclérosé. Demange, dans une autopsie de tabétique atteint de crises gastriques et laryngées, avait rencontré une sclérose étendue à tout le plancher du quatrième ventricule. Les noyaux d'origine des nerfs étaient plongés au milieu d'une gangue scléreuse dont les limites à la profondeur étaient assez diffuses.

Rosenthal, Landouzy et Déjerine constatent, dans de nouvelles autopsies, l'atrophie des racines et des noyaux des pneumogastriques.

Les crises gastriques sont dues, par conséquent, à une lésion du neurone pneumogastrique.

Voyons maintenant quel est le pronostic de ces crises. Rencontrées à la période pré-ataxique, elles sont d'un augure fâcheux pour le malade ; il s'agit d'un tabès bulbaire avec troubles intenses ; cardio-pulmonaires, laryngés et surtout à marche rapide. Les crises se produisant au cours du tabès indiquent que la marche ascendante de la sclérose a conduit la lésion jusqu'au bulbe et que des accidents sérieux sont à redouter.

Quel sera le traitement ? En général, on donnera la morphine en injections hypodermiques. Puis l'on traitera l'état gastrique et l'on fera varier le traitement suivant les variations

du chimisme stomacal. Ostankoff a employé l'oxalate de pro-
toxyde de cérium, recommandé par Simpson, et en a obtenu
de bons résultats, Ce médicament fait diminuer la durée des
accès, les vomissements deviennent plus rares, moins graves
et disparaissent deux ou trois jours après le début du traitement.

CHAPITRE IX

De l'hémiatrophie linguale

L'hémiatrophie de la langue est fréquente dans le tabès ; si fréquente que Ballet a pu dire qu'en présence « d'hémiatrophie linguale, surtout accompagnée d'autres symptômes bulbaires, on doit d'abord songer à l'ataxie ».

Cette phrase est un peu trop absolue, mais elle montre bien l'importance que les auteurs ont attaché à ce symptôme.

Charcot déclare l'avoir vue plusieurs fois dès le début de l'affection ; Erb l'indique en passant ; Ross la mentionne ; MM. Grasset et Rauzier en donnent une courte mais bonne description.

Quant à l'atrophie de toute la langue, elle a été signalée peu souvent ; c'est surtout à une hémiatrophie qu'on a le plus fréquemment affaire comme le montreront les trois observations suivantes :

OBSERVATION XX

(Résumée)
(Par MM. Cuffer, Raymond et Artaud)

M. H.... est atteint de tabès depuis 8 ans. On a vu débuter il y a 2 mois de l'embarras de la parole. En examinant la langue on voit qu'elle est nettement atrophiée du côté droit. Ce côté présente des incisures, des dépressions rappelant assez les circonvolutions cérébrales. On la voit aussi agitée de contractions fibrillaires très accusées. Les mouvements de la langue auxquels préside le grand hypoglosse sont abolis. Les mouvements de latéralité de la mâchoire inférieure sont im-

possibles. ce qui prouve que le noyau moteur du trijumeau est atteint
également. Les mouvements de la face sont conservés. Pas de troubles
de la sensibilité ni la face ni de la langue. Pas de troubles respiratoires
ni circulatoires. La déglutition se fait bien.

MM. Raymond et Artaud revoient le malade en 1883. Il est dans un
état de cachexie extrême. Deux symptômes frappent chez lui ; ce sont
l'amaigrissement et l'atrophie de la moitié droite de la langue. Elle est,
comme l'a noté Cuffer, affaissée. ratatinée, parsemée de dépressions et
animée de mouvements fibrillaires. Quand on saisit cette moitié entre
les doigts, elle semble lipomateuse. La pointe est déviée à droite. La
déglutition se fait bien, la parole est encore très compréhensible, quoi-
que l'articulation des mots soit un peu gênée. La sensibilité tactile et
le goût sont conservés autant à droite qu'à gauche.

Immobilité absolue des pupilles. Aucun trouble de la vue ; ouïe bien
conservée ; pas de vertiges ; sensibilité de la face intacte. Il y a eu des
crises gastriques avec vomissements. Mort le 31 mars 1883.

Autopsie. — Moëlle ; lésions classiques.

a). *Bulbe.* — Le noyau accessoire de l'hypoglosse (centre des mouvements de la langue associés à ceux de la déglutition) paraît normal
des deux côtés. Quand aux noyaux principaux. le gauche est sain ; le
droit n'offre plus que trois ou quatre corps cellulaires, très petits, ratatinés, remplis de pigments, sans prolongements ni noyaux apparents.
Donc atrophie complète du noyau bulbaire de l'hypoglosse droit.

b). *Noyaux des nerfs mixtes.* — Le noyau sensitif a paru sain,
bien que tout autour de lui il y eût sous le plancher du quatrième ventricule une abondante prolifération nucléaire : le noyaux moteur était
légèrement atrophié et l'atrophie plus marquée du côté droit que
du gauche.

Le noyau masticateur (Vme paire) était très faiblement altéré. Les
autres centres moteurs et sensitifs du bulbe étaient sains.

Tout porte à croire que chez ce tabétique, les lésions du tabès après
avoir détruit le système postérieur de la moëlle ont envahi les cellules
motrices des cornes antérieures et secondairement les colonnes motrices
du bulbe.

Langue : la moitié droite n'est plus représentée que par un amas de
cellules graisseuses ; il n'y a pas de sclérose. c'est de la transformation
adipeuse. Au milieu, çà et là, on voit quelques fibres musculaires ré-
duites de volume.

OBSERVATION XXI
(Résumée)
(MM. Koch et Marie)

M. X..,, 44 ans, peut être syphilitique. Signes ordinaires du tabès. A eu des attaques d'apoplexie. Phénomènes psychiques.

Aucun trouble apparent dans le domaine du facial. La langue est tirée toute droite ; elle présente un tremblement fibrillaire ; dans son ensemble elle est grêle, et notamment le bord gauche dans son tiers moyen se montre un peu aminci. A la surface de la moitié gauche on voit aussi des sillons longitudinaux manifestes, qui évidemment correspondent à des parties atrophiées. A droite la langue est lisse et l'épaisseur de son bord est plus grande. Le malade à une certaine difficulté à maintenir sa langue tirée pendant quelques temps. Les mouvements à droite et à gauche s'exécutent bien. La voix n'est pas modifiée.

Le voile du palais ne s'élève pendant la phonation que d'une façon à peine esquissée ; la moitié gauche fait un léger mouvement en arrière que ne fait pas la moitié droite. La déglutition ne semble pas être troublée. Le malade peut bien faire la moue mais non siffler. Au maxillaire inférieur manquent les deux incisives médianes. L'exploration du goût a donné des résultats incertains.

Autopsie. — Pie-mère cérébrale œdémateuse et épaissie. Au microscope le nerf hypoglosse et son noyau sont altérés du côté gauche. Le noyau est altéré dans un tiers environ de sa longueur totale. Le noyau droit n'est altéré que dans une petite partie de son segment inférieur. Cette altération est caractérisée par le manque de cellules ganglionnaires. De plus à gauche, le réseau des fibres nerveuses manque entièrement.

OBSERVATION XXII
(Résumée)
(MM. Ballet et Artaud)

M. Leis..., tabétique. — La maladie a débuté à l'âge de 27 ans. Phénomènes ordinaires de l'ataxie.

Etat actuel (3 juillet 1883). — Symptômes habituels du tabes. Muscles des membres atrophiés.

Hémi-atrophie de la langue. Quand le malade la sort, la pointe se dévie à droite et la moitié droite atrophiée représente une sorte de petit croissant. Il existe sur toute l'étendue de la moitié droite de la langue de nombreuses rides, de profonds sillons. Lorsque le malade tire la langue, la pointe est animée d'un léger tremblement qui existe des deux côtés ; il n'en est pas de même du corps de la langue, au niveau duquel le tremblement porte seulement sur la partie atrophiée. L'atrophie de la langue semble gêner fort peu la déglutition et la mastication. Elle gêne aussi très peu la parole.

La sensibilité spéciale de la muqueuse linguale est émoussée à droite.

Troubles dans la sphère du trijumeau. Troubles sensitifs très marqués du côté droit. Le malade compare les sensations qu'il y éprouve à des frémissements. Actuellement il existe à droite un engourdissement très manifeste qui porte le malade à se frotter comme pour enlever un poids qu'il aurait sur le côté droit de la tête.

M. le D\u02b3 Artaud revoit le malade en mai 1885 à la Salpêtrière. Les symptômes du tabes ont augmenté. La toux laryngée à peine sensible il y a deux ans tourmente actuellement beaucoup le malade. Elle vient par quintes, au milieu desquelles il expectore beaucoup de crachats spumeux.

De temps à autres, palpitations ; cela depuis quelques mois. Souffle diastolique très net et assez fort ; un peu au-dessus de la pointe ; paraissant être nettement extra-cardiaque.

L'œil gauche présente une paralysie du droit interne.

L'ouïe est très diminuée, surtout à droite, où elle est presque abolie. Il en est de même de l'odorat.

L'atrophie et l'ataxie ont augmenté dans les membres.

L'hémiatrophie droite de la langue a peu augmenté. La pointe paraît se dévier un peu moins à droite ; le tremblement ne se perçoit plus. Aucune gêne pour la mastication et la déglutition, aucun embarras de de la parole. Sensibilités tactile et gustative moindres à droite. La saveur assez nettement perçue, disparaît vite. Tout le côté droit de la face est assez atrophié et paralysé.

Lorsque le malade parle ou rit, les saillies ne se dessinnent pas bien de ce côté. Il se rend d'ailleurs, lui-même, très bien compte, d'une cer-

taine gène de la lèvre supérieure du côté droit. La sensibililé est diminuée du côté droit de la face.

Après quelques jours, à la suite de son arrivée à l'hôpital, le malade
fut pris de délire et succomba le 31 mai 1885, probablement dans une
crise laryngée.

Autopsie. — Moëlle : lésions ordinaires.

Langue. — Toute la moitié droite de la langue sauf en arrière du
V lingual est très nettement plus mince que la gauche ; l'amincisse-
ment est surtout accentué à la pointe. A ce niveau il existe une série de
dépressions très accentuées, ressemblant assez aux circonvolutions et
aux sillons des hémisphères cérébraux ; ces dépressions occupent aussi
la partie correspondante de la face inférieure de la langue.

Epaisseur du côté droit de la langue un peu en avant de la partie
moyenne côté droit 12^{mm}, côté gauche 18^{mm}.

Largeur dans le sens transversal à la partie moyenne ; moitié droite
26 ^{mm}, moitié gauche 28^{mm}.

Examen microscopique. — Dans la langue, la glande de Blandin se
montre proliférée dans la moitié droite jusque à atteindre un volume
double de celui qu'elle présente à gauche. Les fibres musculaires de la
langue ont disparu dans le côté droit et sont remplacées par du tissu
graisseux.

Les deux pneumogastriques semblent sains, l'hypoglosse gauche
aussi. L'hypoglosse droit au contraire est presque complètement dégénéré ; les 9/10 de la surface de section ne présentent que de rares
tubes à myéline, disséminés, et entremêlés de tissu conjonctif proliféré
La gaîne externe du nerf est aussi un peu épaissie.

Dans le bulbe rachidien la dégénération du noyau de l'hypoglosse
droit est ce qu'il y a de plus remarquable. La masse des cellules a disparu
dans toute l'étendue du noyau ; les grandes cellules qui se trouvent
devant le noyau à côté de la racine (noyau accessoire de Duval) ont
ont aussi disparu. La racine du nerf est presque entièrement atrophiée ;
on n'y voit que rarement sur la coupe un tube à myéline intacte. Aussi
les prolongements des fibres de la racine dans le noyau sont-ils naturellement atrophiés. Les fibres arciformes les plus dorsales (les fibres
afférentes au noyau) sont au contraire sans altérations pathologiques.
Le réseau épais de fibres à myéline très fines, à l'intérieur et autour
du noyau, se trouve aussi sans altérations visibles.

La circonférence totale du noyau est sensiblement diminuée ; surtout dans son diamètre antéro-postérieur.

Sur le côté gauche tout est normal.

L'hémiatrophie linguale, avons-nous dit, est assez commune chez les tabétiques pour devenir un signe de présomption et faire rechercher l'ataxie chez tous les malades qui en sont atteints.

On peut la rencontrer pourtant dans d'autres maladies : dans la paralysie générale progressive, que celle-ci soit simple ou accompagnée de tabes ; chez les syphilitiques, on sait, en effet, avec quelle fréquence la syphilis frappe les noyaux moteurs et protubérantiels, pourquoi respecterait-elle celui de l'hypoglosse ?

Dans les trois observations que nous avons relatées, on peut remarquer que l'hémiatrophie linguale s'est établie lentement, d'une façon inappréciable, sans que le malade s'en doute et on l'a constatée comme par hasard, alors qu'elle était très marquée. Le malade ne souffre pas, n'éprouve le plus souvent pas de gêne et rien n'attire son attention du côté de la langue. Quelquefois pourtant il n'en est pas ainsi et dans une observation de Hirt (où il ne s'agissait pas de tabes, il est vrai, mais d'une attaque d'apoplexie) ; quand la malade eût repris connaissance, son entourage remarqua qu'elle parlait autrement qu'avant l'attaque. Quelques jours plus tard apparurent de la sialorrhée et de l'hémiatrophie linguale à droite, le récurrent droit était frappé de paralysie complète, la corde supérieure droite absolument flasque.

Ceci est l'exception ; l'hémiatrophie linguale s'installe le plus souvent insidieusement ; elle apparaît dans le cours de la maladie, rarement au début.

La forme de la langue est en croissant, la petite concavité en rapport avec le côté atrophié. Celui-ci est ratatiné, affaissé, situé sur un niveau un peu inférieur à celui du côté sain, il est parcouru par des sillons contournés, qui jusqu'à un certain point, donnent à ce côté l'aspect de minces circonvolutions cérébrales, les parties déprimées répondant aux parties atrophiées.

La pointe de la langue est toujours déviée du côté atrophié. Quant on prend cette langue entre les doigts, on sent très bien que pendant les mouvements qu'elle exécute, la consistance molle de la moitié atrophiée ne change pas, Tous les mouvements sont possibles d'une façon assez satisfaisante, sauf celui qui consiste à creuser la langue en gouttière, les bords latéraux étant relevés.

Il coexiste très rarement avec l'hémiatrophie linguale des troubles fonctionnels appréciables. La parole, la déglutition, la phonation se font assez bien. Dans la plupart des cas, par contre, on note des tremblements fibrillaires de la portion atrophiée.

Qnant aux troubles de la sensibilité, ils font généralement défaut; s'ils existent, c'est comme épiphénomènes dus au tabes, mais ils sont à proprement parler, indépendants de l'hémi-atrophie de la langue prise en elle-même.

Dans les trois observations citées où il est fait mention de de l'état du voile du palais et du pharynx, on trouve notée une paralysie du voile du palais et de la corde vocale du même côté que l'hémiatrophie linguale; ces deux derniers symptômes seraient dus à une lésion du facial ou du pneumogastrique

Quelle est la lésion qui commande à l'hémiatrophie linguale? Si l'on se rapporte aux autopsies de nos trois observations, on verra que dans toutes le noyau de l'hypoglosse a été trouvé dégénéré du côté où siégeait l'hémiatrophie. Cette dégénérescence se marque par la disparition de la masse des des cellules dans toute l'étendue du noyau; les grandes cellules qui se trouvent devant le noyau, à côté de la racine, disparaissent aussi ; quand les corps cellulaires n'ont pas encore disparu, ils sont petits, ratatinés, remplis de pigments qui cachent quelquefois le noyau. De plus, dans quelques cas, la racine du nerf est, elle aussi, atrophiée ; on n'y trouve plus que quelques rares tubes à myéline.

Revenons à propos de l'anatomie pathologique, sur la coïncidence avec l'hémiatrophie linguale de la paralysie du voile du palais et de la corde vocale du même côté. On peut l'expliquer par le voisinage du noyau de l'hypoglosse et des noyaux moteurs du pneumogastrique et du spinal.

On doit aussi remarquer que le nerf facial est rarement paralysé dans les cas d'hémiatrophie linguale.

Comment fera-t-on le diagnostic de cause de l'hémiatrophie de la langue ? C'est difficile. En dehors des anamnestiques, dans les cas où il y aura paralysie du voile du palais et de la corde vocale correspondante, on pourra considérer l'hémia-trophie comme probablement tabétique.

En analysant nos observations, on peut voir que les hémia-trophies de la langue chez les ataxiques restent stationnaires et n'occasionnent par conséquent presqu'aucune gêne.

Le pronostic en lui-même, est par conséquent tout à fait bénin.

Malheureusement la cause, l'ataxie, est au-dessus de nos moyens de traitement. Il n'y a donc pas lieu d'appliquer de traitement au symptôme hémiatrophie linguale ; si cependant on pouvait en saisir le début, il serait rationnel d'appliquer des révulsifs répétés au niveau de la nuque.

CHAPITRE X

Polyurie et Glycosurie. — Tabes et goître exophtalmique. — Tachycardie.

I. — Tabes et Diabète

Il n'est pas rare de voir survenir au cours du tabes, de la gyclosurie accompagnée de polyurie. Ceci est univerellement reconnu par les auteurs, mais où les divergences commencent, c'est lorsqu'il s'agit de savoir si le diabète et le tabes ne font simplement que coexister ou bien si c'est la lésion tabétique qui a engendré le diabète. Nous discuterons cette question dans un instant; pour le moment, nous donnons trois observations caractéristiques de diabète chez les tabétiques.

OBSERVATION XXIII

(Résumée)
Dr Reumont, d'Aix-la-Chapelle

M. X. 42 ans, a eu la syphilis à l'âge de 30 ans. Il a été soumis à un traitement énergique. En 1884 il présente tous les signes du tabes. Vers le 11 juin on constate pour la première fois la glycosurie, qu'on n'avait jamais entrevue dans les recherches précédentes. On trouve 6 0/0 de sucre en moyenne et d'une façon permanente.

Le 11 juillet 1885 le malade est de nouveau examiné. Outre les symptômes tabétiques ordinaires on note : un peu de polyurie, la peau est sèche, la soif peu intense ; le pouls est à 100 ; la muqueuse de la bouche et des gencives est pâle. L'anesthésie du trijumeau envahit aussi la muqueuse buccale ; le goût et l'odorat sont un peu obtus. Diplopie et paralysie du moteur oculaire commun droit et du moteur oculaire externe.

En 1885, en décembre, l'anesthésie du trijumeau t les douleurs dorsales ont augmenté. Le sucre existe toujours en quantité notable dans les urines. le malade s'affaiblit et devient mélancolique.

OBSERVATION XXIV

(Résumée)
Dr Openheim, décembre 1885

Mme X.... à côté des signes vulgaires du tabes, présente quelques symptômes intéressants.

1º Anésthésie de la sphère du trijumeau avec altération du goût sur une moitié de la langue ;

2º Crises gastriques et laryngées (toux spasmodique, éternuements, étouffements) ; sialorrhée.

3º A l'examen laryngoscopique on constate des anomalies fonctionnelles, que le docteur Krause regarde comme appartenant au tabes.

4º Pouls à 100-120.

Depuis quelques mois sont survenues des modifications : à la salivation abondante a succédé une sécheresse notable dans la bouche et dans la gorge. La malade se plaint d'une soif insatiable. La quantité d'urine est très augmentée, elle contient 0,7 à 0,13 0/0 de sucre. L'incontinence d'urine n'a pas permis de faire l'examen pour les 24 heures, car on n'a pu en réunir que 3 litres ayant pour poids spécifique 1012 à 1015 grammes.

Il y a aussi une albuminurie notable.

A signaler la sécheresse de la peau et la faiblesse excessive de la malade.

OBSERVATION XXV

(Résumée. — Paul Blocq)

M. G..., âgé de 60 ans présent le 20 avril 1893 une impotence presque complète des membres inférieurs. datant de plusieurs mois.

Les phénomènes habituels du tabes ont débuté il y a six ans par des accès de douleurs fulgurantes.

Quant aux troubles diabétiques ils ont consisté en de la difficulté, d'abord de faire des courses longues, puis en une faiblesse progressive qui a fini par rendre la marche impossible.

État actuel (avril 1895). - Le malade se tient assis dans un fauteuil, l'air prostré; il est triste, découragé, et répond avec peine à nos questions. Son état de préoccupation est excessif. Il ne veut plus faire de tentatives de marche.

Pupille en myosis; signes d'Argyll-Robertson, de Romberg.

Avec beaucoup de peine on fait marcher le malade en le soutenant. Les mouvements ne sont pas ceux de la marche incoordonnée ataxique; la démarche est celle du « stepper » absolument caractéristique, surtout du côté droit.

Aux membres inférieurs atrophie du triceps et du groupe antéro-externe; puis, tant pour les mouvements actifs que passifs une parésie à semblable localisation, sur le groupe antéro-externe de la jambe, sans incoordination motrice. La paralysie est également plus prononcée à droite. L'exploration électrique décèle dans ces muscles la réaction de dégénérescence partielle.

Etat général mauvais, bouche sèche; les gencives présentent les lésions de l'ostéo périostite alvéolo-dentaire. La polyurie persiste. Les urines examinées contiennent 48 gr. de glycose par litre.

4 septembre. — Le traitement a consisté : 1º dans la soumission du malade au régime strict du diabète; 2º dans l'électrisation des muscles paralysés. Peu à peu les troubles moteurs se sont amendés, et l'atrophie a rétrocédé. En septembre, la marche est possible, sans aucun aide. La station debout, tout à fait impossible au premier examen, est devenue possible. Les réflexes rotuliens sont toujours absents. Le signe de Robertson persiste, de même que les accès de douleurs fulgurantes et les douleurs en ceinture.

Revenons à la pathogénie du diabète dans le tabes. Si nous nous en rapportons aux observations citées, nous croyons que la première hypothèse : « coexistence du tabes et du diabète » est la vraie dans certains cas, témoin le fait rapporté par Blocq (Obs. **XXIV**), où l'on pût guérir le diabète, le tabes subsistant toujours. C'est l'hypothèse qu'avait entrevue en 1864 Marchal de Calvi, qui le premier attire l'attention sur les lésions nerveuses que l'on rencontre parfois à l'autopsie des diabétiques.

Plus tard. Smith, Althaus, Eulenbourg et Oppenheim établissent que le tabes est susceptible d'engendrer parfois de la gyclosurie et cela sans doute parce que ses lésions s'étendent au niveau du plancher du 4ᵉ ventricule.

En 1890, Charcot fut conduit à examiner les diverses faces de cette question des rapports du diabète avec le tabes ; et se basant sur la conviction générale à laquelle il était arrivé, que des liens étroits unissent l'arthritisme et le nervosisme ; il émit l'hypothèse de la possibilité de la coexistence d'une association non plus apparente, mais réelle des deux maladies : tabes vrai et diabète vrai, évoluant indépendamment chez un même sujet, en raison d'une prédisposition neuro-arthrique.

L'observation de Blocq donne une confirmation éclatante à l'hypothèse émise par le maître, et dans son cas on voit bien le diabète évoluant parallèlement au tabes, sans être causé par lui.

Cependant, et le plus souvent, il n'en est pas ainsi ; le fait de Blocq est l'exception. Nous croyons pour notre part, et les observations XXII et XXIII en sont une preuve, que le diabète est souvent sous la dépendance de la lésion bulbaire du tabes. Et voici sur quoi est basée notre conviction : chaque fois que la gyclosurie a fait son apparition chez un tabétique, il y avait déjà eu des signes indiquant que les environs du plancher du 4ᵉ ventricule étaient atteints par le processus sclérogène ; dans l'observation XXII il s'agit de troubles dans la sphère du trijuneau, dans l'observation XXIII on avait noté l'altération du goût sur une moitié de la langue, des crises gastriques et laryngées. Le trijumeau, le glosso-pharyngien et le pneumo-gastrique étaient touchés dans leurs noyaux ; qui nierait la possibilité de l'extension de la sclérose au niveau du plancher du 4ᵉ ventricule?

Edwards rapporte onze autopsies de diabétiques. Il y avait à toutes des lésions de natures différentes, il est vrai, mais siégeant toujours au niveau du plancher du 4ᵉ ventricule.

Claude Bernard a montré, en effet, par ses célèbres expériences, que si l'on piquait le plancher de ce ventricule au-dessus de la ligne horizontale qui joint les angles du losange formé par les pédoncules, on produit l'albuminerie ; si on le pique au-dessous de cette ligne, on produit la polyurie et plus bas encore la gyclosurie.

Le diagnostic du diabète dans le tabes est à faire avec le pseudo-tabes. Le tabès et le diabète ont, en effet, un certain nombre de symptômes qui leur sont communs : douleurs névralgiques, névralgies du trijumeau, crampes, signe de Westphal. On fera le diagnostic par la cœxistence avec les crises gastriques et laryngées et avec les troubles du goût et surtout en se basant sur la date d'apparition tardive du diabète dans le tabes.

La gyclosurie apparaissant au cours de l'ataxie en assombrit le pronostic. Quant au traitement, ce sera le traitement habituel du diabète.

II. — Goître exophtalmique, tachycardie et tabes

OBSERVATION XXVI
(Résumée. — Dʳ Barié)

Alexandre A.... 34 ans, entre à l'hôpital Tenon en novembre 1888. Antécédents névropathiques héréditaires. Antécédents névropathiques personnels. Pas de syphilis, pas d'alcoolisme.

Il y a 15 mois, début du tabès par de vives douleurs lancinantes. 5 à

6 mois après difficultés dans la marche. Plus tard troubles dans la vision et épigastralgie paroxystique.

A l'occasion des mouvements, de la marche, ou au moindre effort il se produit des «palpitations cardiaques» d'une violence extrême, s'accompagnant de sensation horrible de déchirement dans la poitrine et se terminant par des élancements douloureux vers le cou, la mâchoire, l'épaule et jusque dans les doigts du membre supérieur gauche ; véritables accès d'angine de poitrine. Entre les accès on constate une tachycardie persistante 96-130 pulsations par minute.

A la même époque, douleurs sourdes d'abord, puis lancinantes autour de la région orbitaire et dans le fond de l'œil de chaque côté ; dans la suite ces phénomènes douloureux s'étendirent vers la région malaire. la mâchoire inférieure, la tempe, le front et le pourtour de l'oreille (Vme paire).

Alors on constate «la saillie des globes oculaires» suivie bientôt «d'un gonflement du cou».

Bientôt après, il y a deux mois, il se produit «un tremblement» occupant de préférence les deux membres supérieurs. caractérisé par de petites oscillations latérales à faible amplitude.

Le goître est surtout marqué à droite.

Les phénomènes tabétiques sont très nets, indéniables.

«L'ouïe est notablement affaiblie». En outre il se produit de temps en temps des bourdonnements d'oreille suivis d'une augmentation passagère de la surdité qui par moments deviennent très aigus et s'accompagent de vertiges. Ils sont surtout marqués du côté gauche.

Le goût et l'odorat sont presque totalement abolis.

Le réflexe pharyngien est nul.

Il y a de la polyurie que n'accompagnent aucune gène de la miction. aucune douleurs vésicales. Le malade urine 4-5 litres en 24 heures.

Le malade est neurasthénique.

Traitement : Bromure 4-5 grammes, avec 1 gr. d'iodure de potassium. On a ajouté plus tard le valérianate d'ammoniaque. Plus tard cette médication a été définitivement remplacée par l'ergot de seigle, les bains sulfureux et les toniques.

Les symptômes basedowiens ont diminué d'intensité.

Cette observation du Dr Barié montre un goître exophtalmique type, avec la tachycardie, le tremblement, le gonflement du corps thyroïde, l'exorbitisme. Mais l'on rencontre d'autres cas où l'un ou plusieurs des symptômes manquent, à cela rien d'étonnant, le goître exophtalmique étant souvent fruste.

Où la difficulté surgit, c'est lorsqu'il s'agit de démêler les rapports du goître et du tabès. Ce qu'il importe de démontrer c'est en vertu de quel mécanisme, le tabes peut se compliquer de la maladie de Basedow, ou simplement de tachycardie avec ou sans goître, tremblement et protrusion oculaire.

Joffroy et Ballet ne voient entre le goître et le tabes, qu'une simple association morbide résultant d'une tare originelle, d'une prédisposition héréditaire nerveuse. C'est la théorie de Charcot, que nous venons de citer.

Barié et Rendu pensent que le goître exophtalmique dans l'ataxie est lié au moins au début à une simple hyperhémie congestive de la région bulbaire.

Nous croyons, avec Lemoine, que la maladie de Basedow est liée dans les cas de tabès, à une lésion siégeant dans le bulbe et due à l'extension des lésions habituelles du tabes ; le goître pouvant être alors rapproché des autres troubles d'origine bulbaire déjà décrits dans l'ataxie. Et il est à remarquer que dans l'observation que nous citons tous ces troubles se rencontrent.

Il existe dans le bulbe un faisceau rectiligne nommé « colonne grêle ou faisceau solitaire de Stilling ». Il est en connexion avec les nerfs pneumogastrique, spinal et glosso-pharyngien. Cette colonne, plus bas dans la moelle reçoit des fibres arciformes, émanant du tractus intermedio-lateralis dont les noyaux représentent les origines intra-médullaires du grand sympathique.

Eh bien, la lésion des centres médullaires du grand sympathique chez les ataxiques peut amener des troubles vasomoteurs : sialorrhée, gastrorrhée, diarrhée, sudation ; il est facile d'interpréter de la même manière l'apparition des symptômes de la maladie de Basedow qui viennent compliquer le tabès.

Mais le goître exophtalmique dépend aussi du pneumogastrique qui est presque toujours atteint dans ce cas.

Le traitement ordinaire du goître exophtalmiqua a peu de chances de réussir. On donnera du bromure et on traitera le tabès.

Quant aux cardiopathies coexistant avec l'ataxie nous n'en parlons pas : il s'agit là de symptômes dépendant de l'état nerveux du sujet et non de lésions bulbaires.

CHAPITRE XI

Nous avons étudié séparément les symptômes bulbaires du tabès ; essayons maintenant d'en donner une étude d'ensemble.

Et d'abord quels sont les plus fréquents de ces symptômes ? On a pu voir par nos descriptions que ce sont ceux qui dépendent de la lésion du trijumeau ; puis viennent ceux dépendant des muscles moteurs de l'œil ; du grand hypoglosse, du pneumogastrique, de l'auditif, du glosso-pharyngien, du grand sympathique. Par contre, le pathétique et le facial sont rarement altérés.

En pathologie nerveuse, l'étude du symptôme est loin de nous donner toujours des renseignements précis sur la nature de la maladie ; ce qu'elle nous indique, c'est la localisation de la lésion et rien de plus. La perte de la vue dans la moitié du champ visuel, l'hémi-anopsie croisée, par exemple, nous indiquera une lésion siégeant sur le chiasma des nerfs optiques, mais ne nous dira pas si nous avons affaire à une plaque de sclérose ou de tuberculose, à une gomme syphilitique ou à une exostose de la selle turcique. De même, chaque symptôme bulbaire du tabès ne se distingue pas d'autres symptômes bulbaires existant dans toutes autres maladies, C'est ce que nous avons été appelés à constater à chaque pas dans notre étude.

Comment donc faire le diagnostic ? Comment dire : tel symptôme bulbaire est sous la dépendance du tabès ? De deux façons. D'après l'existence d'autres symptômes banaux du tabès : douleurs fulgurantes, signes de Romberg, de Westphal, Mais dans les cas très rares où il n'existerait aucun autre symptôme médullaire, ou si ces symptômes n'étaient pas encore apparus, dans les cas de tabès à début bulbaire, il est encore un moyen de faire le diagnostic, c'est d'étudier le groupement des symptômes que l'on constate. Il est certain qu'en présence d'une hémiatrophie de la langue, accompagnée d'une paralysie du voile du palais et de la corde vocale correspondante, il est difficile de ne pas penser au tabès. De plus, on devra toujours rechercher les troubles oculo-moteurs dont la présence aidera au diagnostic.

Dans quelques cas aussi, le syndrôme que l'on aura devant les yeux sera à diagnostiquer des syndrômes des autres affections bulbaires. Nous ne reviendrons pas sur le diagnostic différentiel avec la paralysie glosso-labio-laryngée. On devra le faire avec l'hémorragie bulbaire ; mais, dans celle-ci, le début est brusque, on constate des convulsions épileptiformes, des vomissements, du hoquet. Avec le ramollissement bulbaire par suite d'athèrome ou d'embolie ; mais ici le facial inférieur est parésié ; il y a en plus paralysie des membres, le plus souvent sous forme d'hémiplégie.

Que dirons nous du pronostic? Dans le cours de cette étude, pour certains symptômes nous l'avons déclaré bénin, pour d'autres plus mauvais. Ici nous devons dire que tout symptôme bulbaire du tabes a un pronostic sérieux qui, d'un moment à l'autre, peut devenir fatal, par cela même qu'il indique une sclérose du bulbe. La lésion localisée aujourd'hui à tel centre n'occasionnant que des troubles gênants, mais non dangereux, peut envahir demain le noyau du pneumogastrique et alors c'est la tachycardie, et alors ce sont les crises laryngées trop souvent suivies de mort.

Et contre de tels symptômes la thérapeutique est à peu près impuissante. Traiter la cause, traiter le tabes, dira-t-on. Comment? Le tabes est une maladie, le plus souvent, d'origine syphilitique. Oui, mais au moment où la lésion tabétique est constituée, où elle se manifeste par des symptômes, cette lésion évolue pour son propre compte et le traitement mercuriel ne donne rien. L'Iodure; qui ne l'a pas essayé? A-t-on obtenu par lui la guérison certaine d'un seul cas de tabes? Nous ne le croyons pas.

Les seules méthodes qui aient fait leurs preuves aujourd'hui, sont la suspension ; les bains, la station de Lamalou se recommande en particulier aux tabétiques ; et l'électricité. La suspension est quelquefois dangereuse, il ne faut pourtant pas y renoncer, car elle a donné de bons résultats.

CONCLUSIONS

1° On admet aujourd'hui, dans le tabes, des formes dites : « tabes supérieur » à prédominance de symptômes bulbaires.

Ces symptômes sont :

1° Les symptômes dépendant de la lésion du trijumeau.

2° Les troubles oculo-moteurs ou ophtalmoplégies externes.

3° Les troubles auditifs et le vertige auriculaire.

4° Les troubles pharyngés.

5° Les troubles du goût et la sialorrhée.

6° Les crises laryngées, le vertige laryngé et la paralysie des cordes vocales.

7° Le syndrôme « paralysie glosso-labio-laryngée ».

8° Les crises gastriques.

9° L'Hémi-atrophie linguale.

10° La polyurie et la glycosurie.

11° L'apparition du goître exophtalmique au cours du tabes.

12° La tachycardie.

2° Ces symptômes se groupent le plus souvent entre eux, de certaines façons. Nous avons indiqué ces divers groupements dans le cours de ce travail.

3° Ils peuvent apparaître à toutes les périodes de l'ataxie ; quelques-uns, au début, la plupart en plein cours.

Leur marche est variable ; quelquefois continue : hémi-atrophie linguale ; quelquefois rémittente : ophtalmoplégies externes de la période pré-ataxique ; d'autrefois paroxystique : crises laryngées.

4° Ces symptômes dépendent de lésions, en général, centrales ; la dégénérescence portant sur les noyaux bulbaires des nerfs.

5° Le pronostic est bénin pour les uns à ne les considérer qu'en eux-mêmes, terrible pour les autres. Il est en général grave si l'on considère la possibilité de l'extension de la lésion à des centres voisins très important.

6° Le diagnostic se fait le plus souvent par la cœxistence d'autres signes du tabes médullaire ; en l'absence de ceux-ci le groupement des symptômes pourra être d'un précieux secours.

7° Le traitement a peu de prise sur les symptômes bulbaires du tabès.

INDEX BIBLIOGRAPHIQUE

Thèse de Paris, 1876,
Thèse de Paris, 1878.
Hayem, Soc. de Biol. 1876.
Pierret, loc. cit.
Demange, Rev. de Méd., 1862.
Pel, Klin-Woschensh, 1887.
Schnell, Ass. franç. p. avanc. des Sc., 1891.
Ballet, Arch. de Neurol., 1884.
Arnaud, Thèse de Paris, 1885.
Koch et Marie, Rev. de Méd., 1888.
Wickham, An. de Derm. et de Syph., 1894.
Kalischer, Deutsche Med. Wochensch., 1895.
Du Castel, Soc. de Derm. et Syph., 1895.
Letulle, Rev. Neurol., 1894.
Toussaint, Rev. de Clin. et Thérap., 1894.
Marie et Walton, Rev. de Méd., 1883.
Collet, Lyon, 1894.
Chataignier, Th. Paris, 1888.
Hanot-Joffroy, Congrès d'Alger, 1881.
Klippel, Arch. de Neurol, 1897.
Schnell, loc. cit.
Grabower, Rev. Neurol., 1896.
Schlesinger, Sem. méd., 1894.
Gerhardt, Rev. Neurol., 1896.
Lépine, Rev. de Méd., 1894.
Pel, Rev. Neurol., 1896.
Cache, Thèse de Paris, 1897.
Demange, Rev. de Méd., 1882.
Huchard et Bovet, Sem. méd., 1896.
Ostankoff, Gazette des hôpitaux, 1896.
Fournier, Gazette des hôpitaux, 1894.

Charcot, Prog. méd., 1893.

Déjérine, Compte-rendu de la Soc. Biol., 1896.

Bouchard, J. des Sc. méd., Lille, 1897.

Pel, Sem. méd., 1898.

Charcot et Ballet, Arch. de Neurol., 1884.

Raymond et Artaud, Arch. de Physiol., 1884.

Artaud, Th. de Paris, 1884-5.

Koch et Marie, Rev. de Méd., 1888.

Mauriac, Congr. de Derm. et Syph., 1890.

Vidal, Soc. de Biol., 1875.

Grasset-Rauzier, Trait. des mal. nerv., 1896.

Joffroy et Achard, Arch. de Méd. exp., 1893.

Ballet, Soc. méd. des hôp., 1889.

Barrié et Joffroy, Soc. méd. hôp , 1888.

Lemoine, Gaz. méd. 1889.

Ferré, Arch. de Neurol., 1884.

Smith, British med. Journ. 1863.

Openheim, Soc. méd., Berlin.

Paul Blocq, Rev. Neurol., 1894.

Edwards, Rev. de Méd.

Charcot (Progr. Méd. 1893).

Rouffinet (*Gazette d. hop.* 1890).

Brissaud (Leç. sur les mal. nerv., 1895.

Déjerine (Soc. de biol., 1885).

Courmont, (Rev. de Méd. 1894).

Journal américain des Sciences médicales, 1889.

SERMENT

En présence des Maîtres de cette École, de mes chers con-disciples et devant l'effigie d'Hippocrate, je promets et je jure, au nom de l'Être suprême, d'être fidèle aux lois de l'honneur et de la probité dans l'exercice de la Médecine. Je donnerai mes soins gratuits à l'indigent, et n'exigerai jamais un salaire au-dessus de mon travail. Admis dans l'intérieur des maisons, mes yeux ne verront pas ce qui s'y passe ; ma langue taira les secrets qui me seront confiés, et mon état ne servira pas à corrompre les mœurs ni à favoriser le crime. Respectueux et reconnaissant envers mes Maîtres, je rendrai à leurs enfants l'instruction que j'ai reçue de leurs pères.

Que les hommes m'accordent leur estime si je suis fidèle à mes promesses ! Que je sois couvert d'opprobre et méprisé de mes confrères si j'y manque !

VU ET PERMIS D'IMPRIMER :
Montpellier, le 20 juillet 1898.
Le Recteur,
GASTON BIZOS.

VU ET APPROUVÉ :
Montpellier, le 20 juillet 1898.
Le Doyen,
L. VIALLETON.

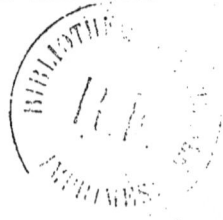

www.ingramcontent.com/pod-product-compliance
Lightning Source LLC
Chambersburg PA
CBHW050557210326
41521CB00008B/1006